NHKきょうの健康

命を守る、救える！

応急手当
[イラスト図解] 事典

【監修】日本医科大学名誉教授
元日本医科大学付属病院
高度救命救急センター長 横田裕行

【編】「きょうの健康」番組制作班、
主婦と生活社ライフ・プラス編集部

ケガ　事故　急病　災害時　に！

主婦と生活社

本書は、Eテレ「きょうの健康」の番組内容をもとに、新たな取材を加えて構成・編集したものです。

はじめに
適切な「手当て」が、最悪の事態を防ぎ、命を守る！

　日常生活の中では、思いもよらぬケガや事故に襲われたり、いつもと違う体調不良に見舞われることがあります。そのときに落ち着いて対処できるかどうかは、事前の知識の有無で決まると言ってもいいでしょう。
　適切な応急手当は、状態の悪化を防ぎ、その後の回復にも大きな影響を与えます。

　本書は、日常生活で起こりやすいケガや病気を取り上げ、応急手当のしかたをイラストでわかりやすく紹介しています。また、近年、問題となっている熱中症や冬場の入浴事故などへの応急手当も解説しています。ぜひ、ご家庭や職場の目に届くところに本書を置いておき、いざというときに実践していただければと思います。
　突然の事故や病気で、心肺停止、もしくはそれに近い状態におちいった人を助けなければならない事態は、今の時代において、それほど珍しいことではないかもしれません。そのときに、適切に一時救命処置（心肺蘇生、AED）が開始できるか——大切な家族や友人の命を守るのは、ほかでもないあなたなのです。

　もしものときのために本書を一読いただき、日ごろから応急手当・災害対策などに関して、ご家族などで話し合っていただけると、何かが起こっても焦らず、落ち着いた処置が可能になるはずです。みなさんの安全・安心のために、本書が一助になれば幸いです。

元日本医科大学付属病院
高度救命救急センター長
横田裕行

もくじ

NHKきょうの健康
命を守る、救える！ 応急手当［イラスト図解］事典

はじめに……………………………………………………… 3

1章 一次救命処置

一次救命処置の流れ…………………………………… 8
安全・意識の確認と119番通報 ……………………… 10
呼吸の確認……………………………………………… 12
胸骨圧迫………………………………………………… 14
人工呼吸………………………………………………… 16
AEDを使う ……………………………………………… 18
図解　応急処置時にとる体位………………………… 22
COLUMN 救命講習を受講しよう …………………… 24

2章 日常的にみられるケガ

出血① 症状の確認 …………………………………… 26
出血② 直接圧迫止血法 ……………………………… 28
出血③ 間接圧迫止血法 ……………………………… 30
すり傷・切り傷………………………………………… 32
打撲……………………………………………………… 34
ねんざ・脱臼…………………………………………… 36
突き指…………………………………………………… 38
爪のケガ………………………………………………… 40
骨折① 手・腕 ………………………………………… 42
骨折② 足 ……………………………………………… 44
やけど（軽症）………………………………………… 46
やけど（重症）………………………………………… 48
包帯の巻き方…………………………………………… 50
COLUMN スポーツによるケガ ……………………… 52

3章 部位別のケガ

顔・頭のケガ…………………………………………… 54

首のケガ……………………………………… 56
背中のケガ…………………………………… 58
胸部のケガ…………………………………… 60
腹部のケガ…………………………………… 62
手足のケガ…………………………………… 64
COLUMN 歯のケガの処置 ………………… 66

4章 日常で起こる急な症状・病気

鼻血……………………………………………… 68
頭痛……………………………………………… 70
胸痛……………………………………………… 72
腹痛……………………………………………… 74
腰痛（ぎっくり腰）…………………………… 76
吐き気・嘔吐…………………………………… 78
けいれん………………………………………… 80
ショック状態…………………………………… 82
COLUMN 救急相談「#7119」とは………… 84

5章 暮らしの中のアクシデント

転倒・転落……………………………………… 86
目・耳への異物………………………………… 88
過呼吸（過換気）……………………………… 90
感電……………………………………………… 92
食中毒…………………………………………… 94
急性アルコール中毒…………………………… 96
動物に咬まれた………………………………… 98
熱中症………………………………………… 100
COLUMN 雷から身を守るには ………… 104

6章 野外活動のアクシデント

日焼け………………………………………… 106
水に溺れた…………………………………… 108

低体温症	110
凍傷	112
蚊・ダニに刺された	114
ハチに刺された	116
海の生物に刺された	118
COLUMN 毒を持つ危険な生物	120

7章 高齢者のケガ・事故

高齢者の転倒	122
高齢者の飲み込み事故	124
高齢者の入浴事故	126
COLUMN 低血糖の対処法	128

8章 乳幼児の病気・ケガ

乳幼児の発熱	130
乳幼児の気道異物事故	132
乳幼児の誤飲	134
COLUMN 子ども医療電話相談「#8000」	136

9章 災害の応急手当と対策

地震に遭遇したら	138
火災に遭遇したら	140
台風・豪雨に遭遇したら	142
災害時の心のケア	144
災害に備える① 準備すべきもの	146
災害に備える② 医療関係	148
災害に備える③ 家族・コミュニティ	150

常備しておきたい救急用品	152
あると役立つ非常用品	154
災害時の緊急連絡先	155
さくいん	156

1章

一次救命処置

突然、倒れた人に対し、だれでもその場で行える救急処置を「一次救命処置」といいます。胸骨圧迫、AEDなどの方法を覚えて、いざというときに実施しましょう。

一次救命処置の流れ

だれでも簡単にできるので、身近な人のいざというときのために、ぜひ覚えておきたい処置。

✚ 一次救命処置とは

　一次救命処置（Basic Life Support：BLS）とは、突然、心臓や呼吸が止まってしまった状態、もしくはそれに近い状態の傷病者を助けるために、心肺蘇生（Cardiopulmonary Resuscitation：CPR）を行ったり、AED（自動体外式除細動器）を使ったりして、心臓や呼吸のはたらきを補助するものです。これらの処置は、だれでも簡単に行うことができます。

　また、食べ物がのどに詰まって呼吸ができなくなった場合に、詰まったものを取り除く処置（気道異物除去）なども、一次救命処置に含まれます。

✚ 救命の可能性が高まる

　心臓や呼吸が停止してから時間がたてばたつほど、救命の可能性は低下していきます。しかし、救急車が到着するまでに、居合わせた人が一次救命処置を行うことで、救命率が高くなります。また、社会復帰できる可能性も上がります。

**電気ショックを市民が行った場合と行わなかった場合の
1か月後の社会復帰率（心原性の心停止）**

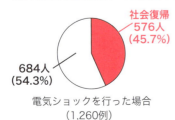

電気ショックを行った場合
（1,260例）

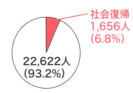

電気ショックを行わなかった場合
（24,278例）

（総務省消防庁：「救急・救助の現況」平成30年版より）

8

●一次救命処置の流れ

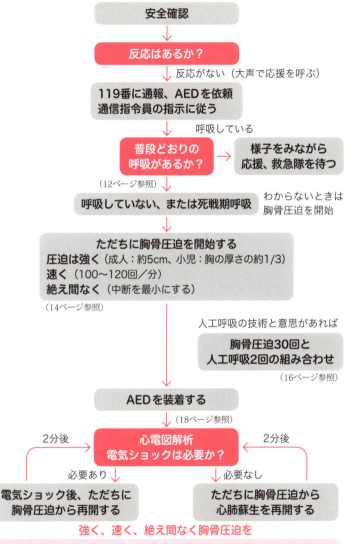

（「JRC蘇生ガイドライン2015」より改変引用）

安全・意識の確認と119番通報

救護活動では、自分自身と傷病者の安全を確保することを最優先とする。

➕ 安全を確認する

突然、人が倒れたところに居合わせたら、まず周囲が安全かどうかを確認しましょう。自身の安全が確保できると判断できたら、傷病者に近寄ります。

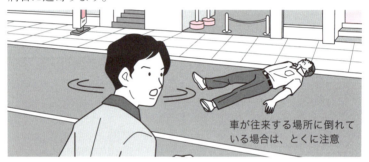

車が往来する場所に倒れている場合は、とくに注意

➕ 反応を確認する

傷病者の肩をたたき、大声で声をかけます。

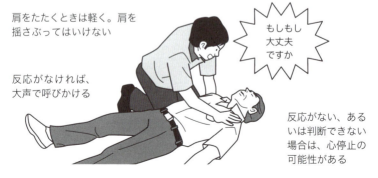

肩をたたくときは軽く。肩を揺さぶってはいけない

反応がなければ、大声で呼びかける

もしもし大丈夫ですか

反応がない、あるいは判断できない場合は、心停止の可能性がある

✚ 119番通報、AEDの用意

❶ 周囲に助けを求める

大声で人が倒れていることを知らせます。

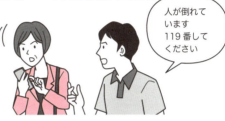

❷ 近くに人がいたら119番通報を頼む

具体的に指示を出すことが大切です。

❸ 119番通報する

通信司令員の指示に従います。

❹ AEDを用意する

協力者にAEDを取りに行ってもらうか、自分でAEDを取りに行きます。

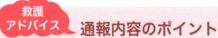

救護アドバイス　通報内容のポイント

　119番通報したとき、通信司令員が状況を把握できるよう伝えることが大切。できるだけ正確な場所（通りの名前、交差点名などでもよい）、傷病者の人数、性別と年齢、状態（反応の有無、倒れたときの状況など）を説明します。

呼吸の確認

傷病者が呼吸しているかどうかを判断する。呼吸の有無により次のステップが分かれる。

➕ 呼吸の有無を確認

❶ 胸と腹部の動きを見る

通常、胸と腹部は、呼吸をするたびに上下に動きます。
胸と腹部が動いていない場合は、呼吸が止まっていると考えられます。

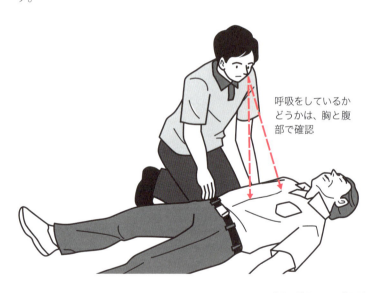

呼吸をしているかどうかは、胸と腹部で確認

呼吸の確認は10秒以上かけないようにする

❷ 普段どおりの呼吸がある場合

無理に動かさず、そのまま様子を観察しながら救急車の到着を待ちます。

❸ 呼吸が止まっている場合

心停止と判断し、胸骨圧迫を開始します（14ページ参照）。

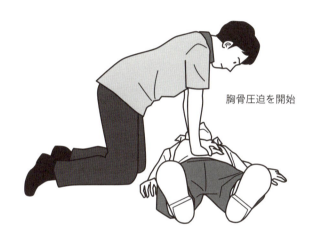

胸骨圧迫を開始

❹ 判断に迷ったときは

約10秒かけてもふだんどおりの呼吸をしているかどうか迷うようなら、呼吸していない（心停止）として、胸骨圧迫を始めます。

救護アドバイス

「死戦期呼吸」とは

突然、心停止をした場合に、しゃくりあげるような途切れ途切れの呼吸や口をパクパクするケースがあり、これを死戦期呼吸といいます。呼吸しているようにみえるが、心停止と判断される状態。死戦期呼吸と判断したら、胸骨圧迫を開始する必要があります。

胸骨圧迫

ポイントは、胸骨の下半分を、「強く、速く、絶え間なく」圧迫すること。

➕ なぜ胸骨圧迫を行う？

胸骨とは、胸の真ん中にある骨のことであり、この骨を圧迫することで、止まってしまった心臓に代わって全身に血液を送ることができます。

➕ 胸骨圧迫の手順

❶ 胸骨圧迫の姿勢をとる

傷病者の胸部のわきにひざまづき、手のひらを胸骨の下半分に置き、その手の上にもう片方の手のひらを重ねます。圧迫部位（自分の手のひら）に垂直に力が加わるような姿勢をとります。

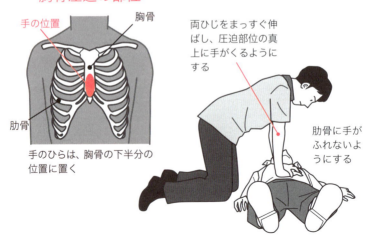

胸骨圧迫の部位

手の位置 / 胸骨 / 肋骨

手のひらは、胸骨の下半分の位置に置く

両ひじをまっすぐ伸ばし、圧迫部位の真上に手がくるようにする

肋骨に手がふれないようにする

❷ 胸骨圧迫を開始する

胸部が5cmほど沈むくらい、垂直に強く押して圧迫します。圧迫したあとに、胸をもとの高さに戻すことが大切です。このとき手を離してしまうと、圧迫部位がずれるので注意します。この圧迫を強く、速く、繰り返します。

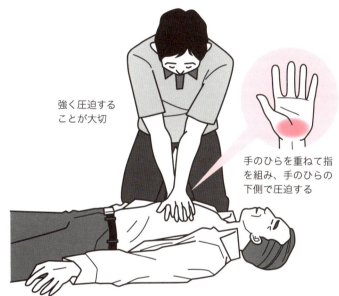

強く圧迫することが大切

手のひらを重ねて指を組み、手のひらの下側で圧迫する

圧迫のテンポは1分間に100～120回

子どもの場合は、胸の厚さが約1/3ほど沈み込むように押す（132ページ参照）

救護アドバイス 交替しながら続ける

　胸骨圧迫を続けていると、疲れて気づかないうちに圧迫が弱くなったり、テンポが遅くなったりします。まわりに人がいる場合は、1～2分を目安に圧迫を交替しましょう。交替するときは、できるだけ短い時間で入れ替わることが大切です。

人工呼吸

呼吸が不十分な傷病者に対して、口対口などで呼吸を補助する応急処置である。

➕ 人工呼吸の目的

呼吸が十分行えない傷病者に対し、人工的に呼吸を補助する方法です。別名、マウス・ツー・マウス（口対口人工呼吸）とも呼ばれます。なお、2021年9月に公表された「救急蘇生法の指針2020」では、人工呼吸の技術と意思があれば行うとされ、必ずしも必要がないことになっています。

➕ 人工呼吸の手順

❶ 気道を確保する

気道確保とは、のどの奥を広げて、空気の通り道を確保することです。片手で傷病者の額を押さえながら、もう片方の手の指先をあごに当て、あごを持ち上げます。

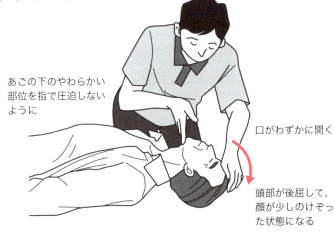

あごの下のやわらかい部位を指で圧迫しないように

口がわずかに開く

頭部が後屈して、顔が少しのけぞった状態になる

❷ 息を吹き込む

傷病者の鼻を軽くつまんで、口を大きく開けます。息を吸い、傷病者の口に唇を置いて、息を吹き込みます。

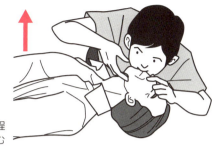

胸がふくらむ（上がる）程度に1秒ほど息を吹き込む

❸ 胸がもとに戻るのを待つ

あごを上げた状態のまま、胸がもとに戻るかどうか確認します。もとに戻れば、呼吸の補助ができています。

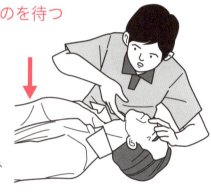

息が自然に出て、胸がもとに戻る

❹ 2回目の人工呼吸を行う

2回目の人工呼吸を行います。2回とも、胸がふくらむまで息を吹き込みます。胸がうまくふくらまなくても、吹き込みは2回までとします。

救護アドバイス　胸骨圧迫と組み合わせる

　胸骨圧迫30回と人工呼吸2回を1サイクルとする蘇生法を「心肺蘇生（Cardiopulmonary Resuscitation：CPR）」といいます。救急隊員が来るまで、この1サイクルを繰り返します。ただし、人工呼吸に自信がない人やためらう場合は、胸骨圧迫だけでもかまいません。

AEDを使う

心停止が起こったとき、AEDを使って素早く電気ショックを行うことで、救命率が高まる。

AEDとは

　AEDは自動体外式除細動器の略称です。多くの場合、突然の心停止は、心臓が細かくふるえる「心室細動」によるものです。心臓の動きを回復させるには、電気ショックを与えて除細動することが必要です。AEDは、心臓の状態を自動的に解析して、電気ショックが必要かどうかを判断します。

A：Automated（自動化）
E：External（体外式）
D：Defibrillator（除細動器）

いろいろなタイプのAEDがある

AEDの設置場所

　AEDは、街中や学校、職場など、さまざまな場所に設置されています。ふだんから、身のまわりのどこにあるか知っておくとよいでしょう。

「全国AEDマップ」で検索できる
https://www.qqzaidanmap.jp/
（日本救急医療財団）

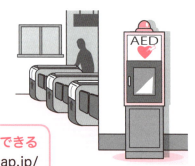

学校や病院、駅など公共施設に多く設置

➕ AEDの使い方

❶ 電源を入れる

電源はスイッチを押すタイプや、ふたを開けると自動的に電源が入るタイプがあります。いずれも簡単にスタートでき、そのあとは、音声メッセージに従って操作していきます。

❷ 電極パッドを装着する

傷病者の衣服を取り除き、胸をはだけた状態にします。電極パッドを袋から取り出し、パッドのイラストに従って、直接貼り付けます。

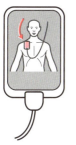

胸の右上（鎖骨の下、胸骨の右）に貼り付ける

電極パッドに、貼り付け位置が示されている

・**体がぬれているときは？**
胸のまわりを乾いた布でふいてから、電極パッドを貼り付ける

・**湿布や貼り薬が貼ってあるときは？**
胸からはがし、薬をふき取ってから、電極パッドを貼り付ける

・**女性の場合は？**
電極パッドを肌に直接貼り付けることができれば、下着をはずす必要はない

胸の左下（わきの下から5〜8cm、乳頭の斜め下）に貼り付ける

一次救命処置

AEDを使う

19

❸ 心電図を解析する

音声メッセージとともに、AEDが自動的に心電図の解析を始めます。

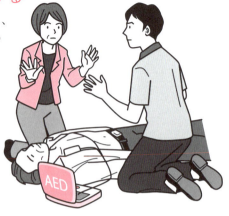

解析中は傷病者から離れること。傷病者に触れると、振動で解析ができない場合がある

❹ 電気ショックを行う

音声メッセージでショックボタンを押す指示が聞こえたら、ボタンを押します。

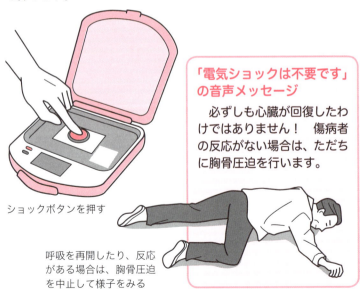

ショックボタンを押す

呼吸を再開したり、反応がある場合は、胸骨圧迫を中止して様子をみる

「電気ショックは不要です」のメッセージ音声

必ずしも心臓が回復したわけではありません！　傷病者の反応がない場合は、ただちに胸骨圧迫を行います。

❺ AEDと胸骨圧迫を繰り返す

AEDの次の解析までの間に、心肺蘇生（胸骨圧迫）を2分間行います。一度の電気ショックで自己心拍が再開する可能性は低く、続けて胸骨圧迫をしたほうが生存率は高くなります。
AEDの解析が終わったら、再び電気ショックを行います。

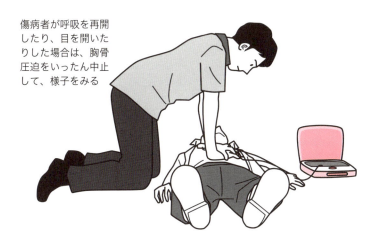

傷病者が呼吸を再開したり、目を開いたりした場合は、胸骨圧迫をいったん中止して、様子をみる

❻ 救急隊へ引き継ぐ

救急隊が到着したら、状況を説明して引き継ぎをします。
AEDの電極パッドは胸に装着したまま、電源も切らずにそのままの状態にしておきます。

救護アドバイス　救急隊員に伝えるポイント

救急隊員には、次の点を簡潔に伝えます。
・傷病者がいつ倒れたか、どのくらい時間がたったか
・あなたが応急処置した内容
・電気ショックを行った回数

図解 応急処置時にとる体位

倒れた人を見つけたときや、ケガをしたり気分がすぐれないときにとる体位を紹介します。苦痛をやわらげ、症状を悪化させないために、容態に応じた適切な体位をとります。

[仰向け（仰臥位）]

- もっとも安定した自然な姿勢
- 心肺蘇生が必要な場合にも、この体位をとる
- 首（頸部）に異常がある場合は、首を固定する

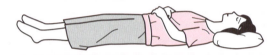

[仰向けでひざを立てる（膝屈曲位）]

- 腹部の痛みや緊張をやわらげる
- 腹痛、腹部の打撲などのときにとる体位

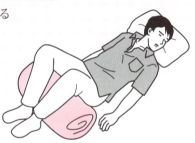

[上半身を起こす（半座位）]

- 胸が苦しく、呼吸がしにくい場合に楽になる
- 頭をケガしている場合にも有効

[横向き(回復体位)]

呼吸をしているが、意識がはっきりしない傷病者に対しては、吐いた物がのどに詰まらないようにするなど、窒息防止のために、体を横向きにする回復体位をとります。応急処置時には欠かせない体位です。

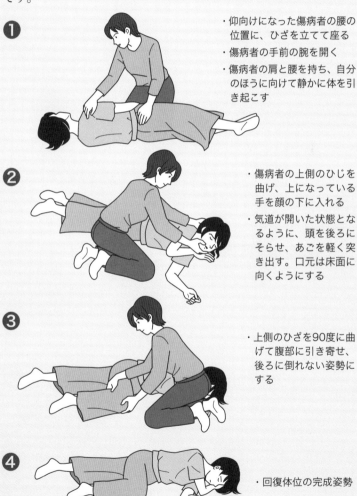

❶
- 仰向けになった傷病者の腰の位置に、ひざを立てて座る
- 傷病者の手前の腕を開く
- 傷病者の肩と腰を持ち、自分のほうに向けて静かに体を引き起こす

❷
- 傷病者の上側のひじを曲げ、上になっている手を顔の下に入れる
- 気道が開いた状態となるように、頭を後ろにそらせ、あごを軽く突き出す。口元は床面に向くようにする

❸
- 上側のひざを90度に曲げて腹部に引き寄せ、後ろに倒れない姿勢にする

❹
- 回復体位の完成姿勢

COLUMN
救命講習を受講しよう

● 救命講習を受けるには

　突然、目の前で人が倒れたときに、一次救命処置を行うことで尊い命が助かる可能性が高くなります。一次救命処置は、地元の消防署、日本赤十字社などでだれでも受講することができます。大切な友人や家族、まわりの人の命を守るために、救命講習で知識と技術を学んでおくことをおすすめします。講習を修了した人には「終了証」が交付されます。

　講習の申し込みなどに関しては、最寄りの消防署、日本赤十字社支部に問い合わせてください。

救命講習のおもな内容

地元消防署	普通救命講習 （3時間）	心肺蘇生、AEDの使用方法、窒息の手当て、止血の方法など
日本赤十字社	救急法基礎講習 （3時間）	心肺蘇生、AEDの使用方法、気道異物除去など

このほかにも、さまざまな講習プログラムがある。詳しくは地元消防署、日本赤十字社各支部に問い合わせを　　［日本赤十字社　http://www.jrc.or.jp］

● e-ラーニングで学ぶ

　救命講習会に行く時間がない、自分のペースで応急手当を学びたいという人のために、消防庁では、インターネットによるe-ラーニング「応急手当WEB講習」を開設しています。

　パソコンやスマートフォンを使って応急手当のしかたを身につけておくとよいでしょう。

[応急手当WEB講習]
https://www.fdma.go.jp/relocation/kyukyukikaku/oukyu/index.html

こちらのQRコードよりアクセスできます。

2章

日常的にみられるケガ

ケガをしたら、その場でまず応急手当を行います。ケガの悪化を防ぎ、回復を早める助けになります。応急手当がうまくできても、医療機関で治療を受けることが大切です。

出血① 症状の確認

出血したときは、出血の部位、出血のタイプ、出血量などを確認する。

➕ 動脈か静脈かを確認

血管には、動脈と静脈があります。出血があったら、まずどちらの血管が傷ついているかを確認します。

● 真っ赤な色の血液

動脈が傷ついたことによる出血です。動脈を傷つけると、脈打つように勢いよく血が噴出します。動脈の出血は、出血量が多くなるため、ただちに止血します。出血が多いときは、すぐに適切な医療機関で処置を受けましょう。

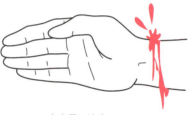

出血量に注意！

● 暗赤色の血液

静脈が傷ついたことによる出血です。傷口から血がじわっと流れ出てきます。止血が必要です（28、30ページ参照）。

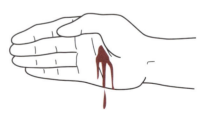

切り傷など、日常のケガによる出血はこのタイプが多い

✚ 出血が止まらないときは

出血が止まらない場合や、大量出血でショック症状を起こしている場合は、命の危険をきたす可能性があります。ただちに119番通報して、救急車を呼びます。

手足が出血しているときは、救急車が到着するまでに止血を行い、できるだけ出血量を抑えます。

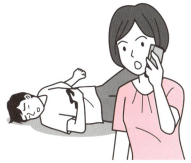

刃物やガラスなどによるケガや交通事故などでは、深い傷を負って大量出血する危険がある。119番通報し、通信指令員の指示に従う

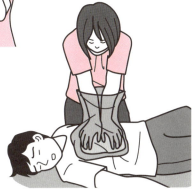

きれいな布を出血部位に当てて、その上から手で圧迫して止血する（28ページ参照）

ショック症状に注意！
①顔面が蒼白になる
②冷や汗をかく
③呼吸が浅くなる
④体に力が入らない
⑤脈が弱くなる、脈がとれない

救護アドバイス　異物が刺さっている場合

体にガラスなどの異物が刺さっている場合は、異物を抜くとさらに出血する可能性があります。布などで異物を巻いて固定したまま、救急車で搬送してもらいます。

日常的にみられるケガ

出血① 症状の確認

出血② 直接圧迫止血法

出血部位を布などで直接圧迫して出血を止める、止血の基本的な方法。

➕ 直接圧迫止血法の流れ

　止血の基本は出血箇所への圧迫です。まずは、直接圧迫止血法を試みます。

❶ 感染を防ぐ

傷病者と救助者の双方の感染を防ぐために、素手で傷口や血液に触れないこと。ビニール手袋、なければビニール袋で代用して処置を行います。

❷ 出血部位を確認する

出血部位が服でかくれている場合は、脱がせるか裁断するなどして、出血部位を露出させ、傷口に異物が残っていないか確認します。

❸ きれいな布を出血部位に当てる

きれいなガーゼやハンカチ、タオルを用意し、出血部位に当てます。

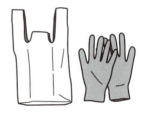

ティッシュペーパーや脱脂綿は、傷口をいためる可能性があるので使用しない

❹ 手で圧迫する

出血部位の上から手で直接圧迫します。包帯があるときは、布の上から巻いて保護します。

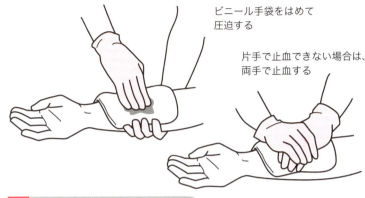

ビニール手袋をはめて圧迫する

片手で止血できない場合は、両手で止血する

➕ 出血量を減らすために

手足から出血しているときは、心臓よりも高い位置で保持すると、出血量を抑えることができます。

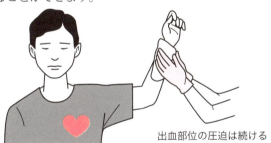

出血部位の圧迫は続ける

救護アドバイス　止血帯法は要注意

直接圧迫止血法で出血が止まらないときは、ベルトやネクタイなどで手足の根元をしばる方法（止血帯法）もあります。しかし、神経や動脈を傷つけてしまう可能性があるため、そのための訓練を受けていない人は行わないほうがよいでしょう。

出血③ 間接圧迫止血法

出血量が多いなど、直接圧迫止血法ができない場合に一時的に行う止血法。

➕ 間接圧迫止血法とは

　出血量が多いときや出血部の範囲が広いときに、出血部位よりも心臓に近いところの動脈（止血点）を手や指で圧迫して、止血する方法です。

　間接圧迫止血法は、すぐに直接圧迫止血法を行える状況にない場合に応急処置として行う方法です。直接圧迫止血法の準備ができたら、間接圧迫止血法は中止します。

➕ 止血点を探す

　止血点は、手首や二の腕、わきの下、足の付け根（鼠径部）などの血管にあり、そこを圧迫します。皮膚の上から触って、拍動を感じることのできる血管を見つけます。

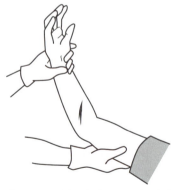

前腕からの出血の場合、二の腕の中央部を握り、骨に向かって強く圧迫する

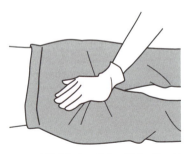

大腿部からの出血の場合、足の付け根の中央を、軽く体重をかけて手のひらで圧迫する

● 間接圧迫止血法の止血点

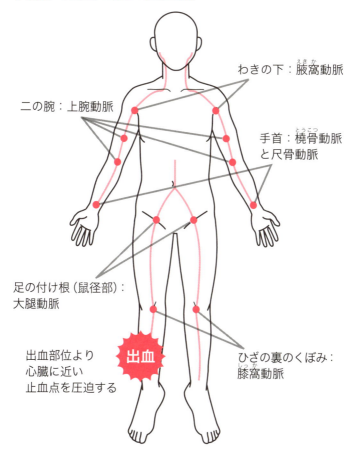

わきの下：腋窩動脈
二の腕：上腕動脈
手首：橈骨動脈と尺骨動脈
足の付け根（鼠径部）：大腿動脈
ひざの裏のくぼみ：膝窩動脈
出血部位より心臓に近い止血点を圧迫する
出血

日常的にみられるケガ

出血③ 間接圧迫止血法

救護アドバイス　傷病者への声かけ

　出血が多いと、傷病者は強い不安を感じます。止血を行っている間、なるべく傷病者に声をかけて、不安を取り除いてあげることも大切です。

すり傷・切り傷

すり傷、切り傷には、「傷口の洗浄」、「止血」、「保護」の順で手当てをするのが基本。

➕ こんなときに

　すり傷、切り傷は、皮膚の表面が損傷を受けた状態。浅い傷は自然に治ることも多いが、きちんと応急手当をすることで数日で治すことができます。

➕ 応急手当の流れ

❶ 傷口を水で洗う

傷口やそのまわりを水でよく洗い流します。

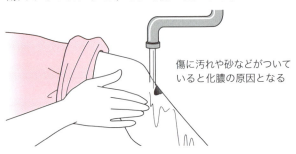

傷に汚れや砂などがついていると化膿の原因となる

❷ 圧迫止血をする

傷口を押さえて止血します。

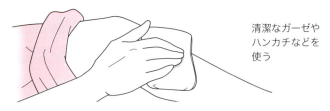

清潔なガーゼやハンカチなどを使う

❸ 傷口を保護する

傷口を防水フィルムなどで固定します。

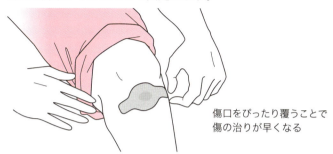

傷口をぴったり覆うことで傷の治りが早くなる

✚ 傷が深い場合の手当て

❶ 圧迫止血し、傷口を保護する

傷口をガーゼなどで強く圧迫し、包帯などでガーゼを固定します。

❷ 傷口を高く上げて安静に

傷口を心臓より高く上げ、動かさないようにします。

ゴミ袋やレジ袋をうまく使うと、血液からの感染予防にもなる

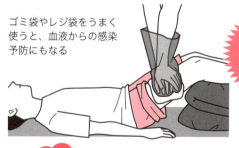

応急手当と同時に救急車を呼びましょう！

心臓より高く上げると、出血量を抑えることができる

救護アドバイス **消毒薬、傷口の乾燥はNG**

傷口の消毒は不要。傷口を治そうとする皮膚にも悪影響を及ぼすことがあります。また、傷口から滲出液が出て傷を治す細胞が増えるので、乾かさないようにします。感染のおそれがある傷や、深く切った傷、止血できない傷などは、すぐに医療機関を受診します。

打撲

打撲したときは、患部を高くして、氷などで冷やす処置が基本になる。

➕ 打撲による傷

打撲は、物にぶつかったり、転倒したりして、皮膚や筋肉が損傷することで起こります。出血はみられなくても、皮下出血（内出血）を起こしている可能性があります。

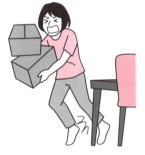
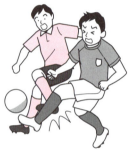

机にぶつかったり、スポーツの接触事故など、さまざまな場面で打撲することがある

➕ 打撲傷の症状

通常、腫れや痛みは1〜2週間でおさまります。打撲によって内出血を起こしている場合は、青紫色のあざになってしばらく残ることがあります。多くは応急手当で対処できますが、頭や胸、腹部を強く打撲したときは、念のために医療機関の診察を受けましょう。

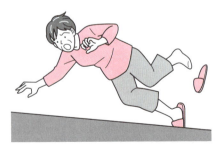

高齢者の打撲は、骨折している可能性も考える

➕ ライス（RICE）の応急処置

　打撲したときは、ライス（RICE）と呼ばれる4つの応急処置をするのが基本です。

● 安静(Rest)にする

打撲した患部を動かさないようにします。腕や足は固定したほうが安全です。

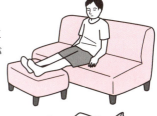

● 冷却(Ice)する

患部を氷や冷湿布で冷やします。

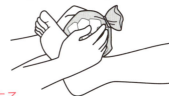

● 圧迫(Compression)する

患部を適度に圧迫することで、内出血や痛みを防ぐことができます。

伸縮性包帯やテーピングを用いるとよい

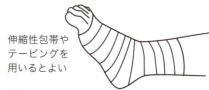

● 高く(Elevation)上げる

患部を心臓よりも高い位置に保つことで、炎症を抑えます。

患部を冷やしながら挙上すると効果的

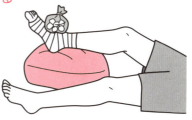

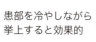 **救護アドバイス　運動したり、温めたりするのはNG**

　打撲後も運動を続けたり、入浴で患部を温めたりするのは、内出血や腫れをひどくするので避けるようにします。

ねんざ・脱臼

関節に強い力が加わって起こるケガで、患部を固定して安静にすることが大切。

➕ ねんざとは

ねんざは、関節に外力が加わったために、関節を支えている靭帯や軟部組織、軟骨が損傷した状態です。患部の腫れと痛み、皮膚の変色などがみられます。

➕ ねんざの応急手当

「RICE(35ページ参照)」に沿って手当てします。

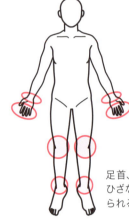

足首、手首、指、ひざなどによくみられる

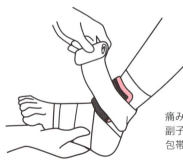

痛みや腫れが強いときは、副子(添え木)を当てて包帯で固定する

救護アドバイス こんなときは医療機関へ

患部が変形していたり、痛みや腫れが強い場合は、骨折している可能性を考え、ただちに医療機関を受診します。

✚ 脱臼とは

脱臼は、関節が外れた状態です。激しい痛みがあり、自分で動かすことができなくなります。

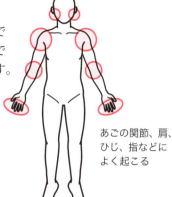

あごの関節、肩、ひじ、指などによく起こる

✚ 脱臼の応急手当

❶ 患部を固定する

患部が動かないよう固定します。

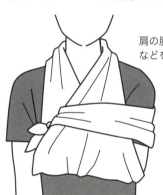

肩の脱臼の場合は、三角巾などを使って固定する

❷ 医療機関を受診

脱臼は多くの場合、関節周囲の血管や靱帯、神経の損傷を伴います。応急手当をしたら、必ず医療機関で治療を受けてください。

救護アドバイス

自分で脱臼をなおすことはNG

自分で関節をはめようとしたり、関節の変形をなおそうとすると、関節周囲の損傷がひどくなることがあります。応急処置だけ行い、医療機関で診断を受けてください。

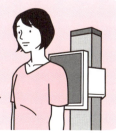

日常的にみられるケガ / ねんざ・脱臼

突き指

ボールを使ったスポーツなどでよくみられる指のケガ。指を固定して冷やすことが基本。

➕ 突き指とは

指を突いたときに、指先の正面から強い外力が加わって起こる指のケガです。指の関節のねんざともいえます。

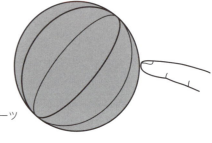

ボールを使うスポーツでよくみられる

➕ 指の変形、腫れなどがある場合

指の変形や腫れなどがある場合は、腱や靭帯が損傷していたり、骨折していたりする場合があります。応急手当のあと、医療機関で診療を受けてください。

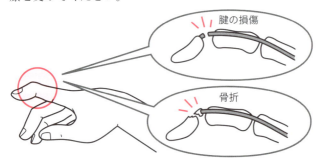

腱の損傷、骨折の違いは、外見からではわからない

突き指の応急手当

❶ 患部を固定する

突き指した指が動かないように固定します。

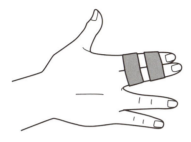

痛めた指のとなりの指を副子（添え木）として固定する

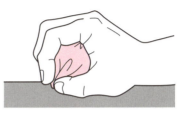

指をまっすぐに伸ばせないときは、丸めたタオルを副子（添え木）とする

❷ 患部を冷やす

氷や冷却用ジェルなどで、患部を冷やします。

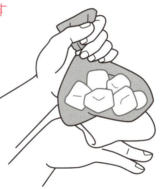

患部を冷やすことで、腫れと痛みを軽減できる

救護アドバイス　指を引っぱる、伸ばすのはNG

突き指した指を引っぱったり、無理に伸ばしたりすると、損傷がひどくなることがあります。骨折している場合は、骨がずれてしまうこともあるので要注意です。

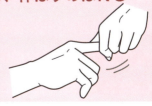

爪のケガ

爪のケガは、指先をぶつけたり挟んだりして、爪がはがれたり、出血するものが多い。

✚ 爪のケガの応急手当

　爪をはさんだり、爪の上に物が落ちてきたりして、爪のまわりの出血や爪の下で内出血が起こったり、爪がはがれたりします。強い痛みを伴うこともあります。
　出血がある場合は、傷口を清潔にします。

❶ 傷口を水で洗い流す

爪と爪のまわりの
傷口を流水で洗い
ます。

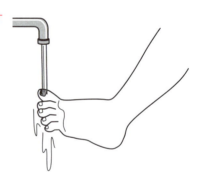

❷ 傷を保護する

清潔な布（ガーゼや
ハンカチなど）で傷
を保護します。

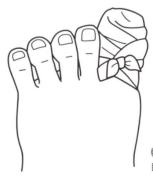

軽症のケガの場合は、
自然に治癒する

➕ 爪の内出血

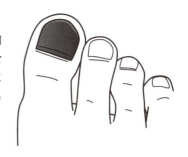

爪の下で出血が起こり、内圧が高まることで強い痛みを伴います。痛みを取り除くには、医療機関で治療を受ける必要があります。

➕ 爪がはがれた場合

出血がある場合は、左ページの応急手当を行います。また、はがれかけた爪を無理にはがしてはいけません。応急手当のあと、医療機関で処置を受けます。

爪は生え変わりますが、そのスピードはケガの部位や状態などによって異なります。

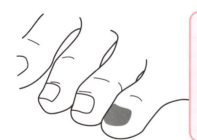

爪が生え変わるスピード
手の爪と足の爪では、生え変わるスピードが異なります。また、高齢者は若い人よりも遅くなります。
手の爪：半年～1年
足の爪：1年～2年

救護アドバイス 巻き爪とは

爪の側面が皮膚に食い込む巻き爪は、炎症を起こして痛みを生じます。圧迫した靴を履いたり、深爪したりすることで起こります。医療機関で治療を受ければ改善できるので、受診してください。

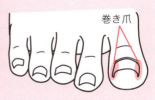

巻き爪

骨折① 手・腕

外傷がなくても、動かすと激痛がある、変形などがある場合は、骨折の可能性がある。

➕ 骨折の原因

　手の指を強打したときや、物を殴ったとき、腕を伸ばした状態で転倒したときなどに、手や腕を骨折することがあります。

➕ 手・腕の骨折の応急手当

❶ 患部を観察する

傷めていない手・腕と患部をよく見比べます。骨折が疑われる場合は、119番で救急車を要請します。

観察のポイント
①触ったときに痛みがあるか
②変形していないか
③腫れていないか
④出血していないか
⑤皮膚の色が変わっていないか

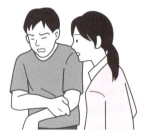

[指の骨折による変形]
指がねじれて交差する

[手首の骨折による腫れ]
短時間で腫れて痛みが生じる

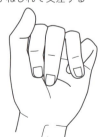

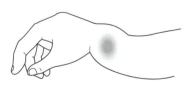

指の骨折は、変形がわかりづらいことがあるので、傷めていない指とよく比較する

❷ 骨折部位を固定する

指の骨折

患部に副子（添え木）をして、隣の指と一緒に固定します。

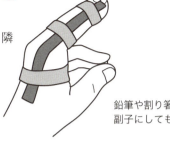

鉛筆や割り箸などを副子にしてもよい

前腕の骨折

患部の腕のまわりにタオルなどやわらかい布を当て、その上から副子（添え木）を添えます。さらに、三角巾で患部を固定します。

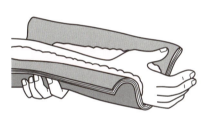

ひじから手首までの長さの添え木を、外側から内側まで当てる。添え木には、新聞紙や段ボールなどを用いる

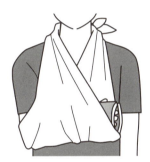

手の腫れを軽減させるために、心臓より高い位置に、腕を胸に固定するように吊るす

❸ 医療機関に搬送

すみやかに医療機関へ搬送します。

救護アドバイス　骨が突き出ていても戻すのはNG

折れた骨が傷口から見えていたり、体外に突き出ていたりする骨折を「開放骨折」といいます。決して、突き出た骨を戻そうとしてはいけません。傷口にガーゼを当て、その上から包帯で保護し、医療機関に搬送してください。

骨折② 足

足を骨折すると、ほとんどの場合は強い痛みを伴う。早急に手当てをして医療機関に搬送する必要がある。

➕ 骨折の原因

交通事故やスポーツのアクシデント、転倒などによって、足の指から足の中央の骨（中足骨）、かかと、下腿、大腿部などさまざまな部位で骨折するケースがみられます。

➕ 足の骨折の応急手当

❶ 楽な姿勢を保つ

立って体重をかけると痛みが増します。横になる、イスに座るなど、傷病者が楽になる姿勢を保ちます。

❷ 患部を観察する

傷めていない足側と患部をよく見比べます。

観察のポイント
①立ったり歩いたりできるか
②触ったときに痛みがあるか
③足が不自然な方向を向いていないか
④腫れていないか
⑤出血していないか
⑥皮膚の色が変わっていないか

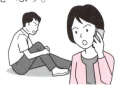

❸ 手で骨折した足を支える

骨折が疑われる場合は、119番で救急車を要請します。救急車が到着するまでに❹の応急処置ができないときは、両手で骨折した足を支えるなど、患部を動かさないようにします。

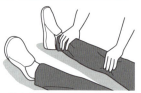

動かないよう患部の上下を手で支える

❹ 骨折部位を固定する

足首の骨折

足首が動かないよう、患部に副子（添え木）をして固定します。

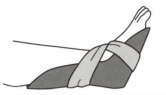

段ボールなどを副子にして、足が地面につかないよう固定する

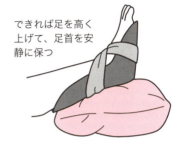

できれば足を高く上げて、足首を安静に保つ

太ももの骨折

患部のまわりにタオルなどやわらかい布を当て、副子（添え木）で患部を固定します。

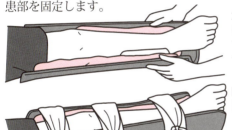

太ももからかかとまでの長さの添え木を、外側から内側まで当てる。添え木には、段ボールなどを用いる

固定する布の結び目を、外側にすると安定する

❺ 医療機関に搬送

すみやかに医療機関へ搬送します。

骨折していない足を横にそろえて固定する方法もある

> **救護アドバイス　大腿部骨折の緊急性**
>
> 　大腿部骨折は、交通事故や高所からの落下など、強い外力によって起こるケースがほとんどです。骨折した骨が大きな血管を損傷して、ショック状態におちいる可能性もあります。すみやかに119番で救急車を要請してください。

やけど（軽症）

軽いやけどは自然に治ることが多いが、応急処置後は念のために医療機関で診てもらったほうが安心。

➕ やけどの応急手当

❶ すぐに患部を冷やす

すぐに流水で冷やして、熱傷の進行を防ぎます。最低でも10分間は冷やします。

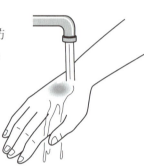

水がない場合は、飲料水など無害な液体で代用する

❷ 装飾品をはずす

患部の近くに時計、ベルト、指輪、ネックレスなどの装飾品をしていたら、患部が腫れる前にはずしておきます。

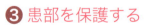

❸ 患部を保護する

清潔なガーゼやタオルなどで患部を保護します。

❹ 医療機関に搬送

浅いやけどは、ほとんどの場合、自然に治癒します。
中程度（Ⅱ度）以上の深さのやけどは、医療機関で治療を受ける必要があります。

● やけどの深さと症状

やけどの深さ	症状
Ⅰ度	皮膚の表面のやけど。赤くなり、ヒリヒリと痛みがある。数日で自然に治ることが多い
Ⅱ度	水ぶくれができ、皮膚がピンク色や白色になることも。強い痛みがある。医療機関での治療が必要
Ⅲ度	水ぶくれはなく、皮膚は黄色や赤茶色、黒色に。痛みはない。手術などの外科的処置が必要

低温やけどに注意

湯たんぽや電気あんか、ホットカーペット、使い捨てカイロなどに長時間接触していると、低温やけどになることがあります。一見、軽いやけどと思っても、長時間にわたって熱源に接しているため、皮膚の深い部分まで障害されています。医療機関で治療が必要です。

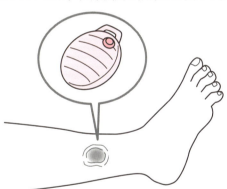

通常のやけどの応急手当のように、水で冷却しても効果は期待できない

足のすねやくるぶし、かかとなど、触ると骨を感じられるような皮膚の薄い部位に起こることが多い

救護アドバイス　アロエの治療はNG

「やけどにアロエを塗れば治る」と聞いたことがある人も多いのでは。アロエは薬効のある植物として知られていますが、やけどの治療薬として医学的に認められたものではありません。感染する危険もあるので、何も塗らない状態で、医療機関で治療を受けるようにしてください。

やけど（重症）

重症のやけどは、命にかかわることもあるため、素早い応急手当と救急要請が求められる。

✚ 重症のやけどの応急手当

❶ すぐに患部を冷やす

患部が深くて範囲が広いほど重症です。すぐに大量の水で患部を冷やします。

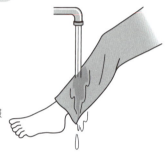

無理に衣服を脱がさず、衣服の上から大量の水をかける

❷ 救急車を要請

協力者がいれば、❶と同時に救急車を要請します。

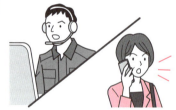

やけどを負っていることを伝える

❸ 装飾品をはずす

患部が腫れる前に、患部の周囲に時計、ベルト、指輪、ネックレスなどをしていたらはずします。

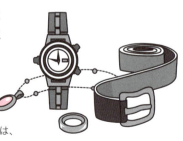

衣服をハサミなどで切断して取り除くことも

やけど部分に付着しているものは、はぎ取らずそのままに

❹ 患部を保護する

ビニール袋などで患部を保護します。毛羽立つものでなければ、清潔なガーゼやタオルでもかまいません。

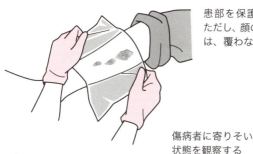

患部を保護する。ただし、顔のやけどは、覆わないこと

❺ 呼吸を確認する

救急車が到着するまでの間、傷病者の状態を観察します。

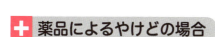

傷病者に寄りそい、状態を観察する

✚ 薬品によるやけどの場合

酸やアルカリ、有機溶媒などが皮膚に触れてやけどを起こすことがあります。

薬品が衣服についている可能性があるため、衣服を脱がして、流水で洗います。原因となった薬品を持って医療機関へ搬送します。

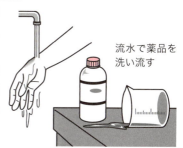

流水で薬品を洗い流す

救護アドバイス 子どものやけどの場合

子どもは体表面が小さいため、少しのやけどでも患部面積の比率が大きくなり、重症化しやすくなります。衣服のままでもかまわないので、ただちに大量の水で冷やすことが大切です。ただし、体温が下がりすぎると低体温症になるので、注意が必要です。

包帯の巻き方

包帯の巻き方を覚えておくと、止血のコントロール、手足の固定など、さまざまな応急手当の場面で役立つ。

➕ 基本の巻き方

原則として、外側（または末梢側）から患部に向かって包帯を巻いていきます。

先端

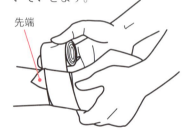

❶ 包帯の先端を押さえながら、手足の内側から斜め上に2回重ねて巻く

❷ はみ出ている先端部分を内側に入れる

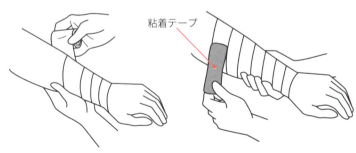

粘着テープ

❸ 包帯の1/2～2/3が重なるようにらせん状に巻き、傷口がすべて隠れるまで巻いていく

❹ 包帯の端を粘着テープで止める。止めるものがないときは、包帯の端を内側に折り込む

ひじ、ひざの巻き方

ひじやひざに包帯を巻くときは、通常の巻き方とは異なります。

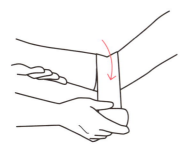
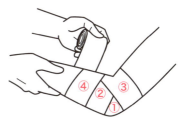

① 関節を少し曲げておく。包帯の端を関節の内側に当て、包帯を外側から内側へと1回転半巻く

② 関節を中心に、関節の上下を8の字を描くように交互に巻いていく

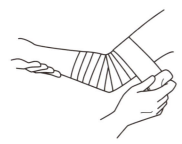
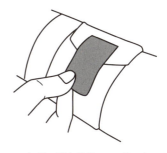

③ 巻き終わりは、手足に垂直に数回巻いて補強する

④ 包帯の端を粘着テープなどで止める

救護アドバイス　包帯による血流の滞りをチェック

包帯をきつく巻くと血流が滞ってしまうことがあります。包帯を巻いて10分ほどしたら、血流をチェックしてください。皮膚が青くなったり、触ると冷たい場合は、包帯を巻き直します。また、伸縮性のある包帯を使ったときは、患部が腫れてくるときつくなることがあるので注意します。

COLUMN
スポーツによるケガ

● スポーツ外傷とは
「スポーツ外傷」とは、スポーツを行っている最中に、突然、体に急激な大きな力などが加わって起こるケガのことをいいます。スポーツ種目によって、起こりやすい外傷が異なります。いずれのスポーツにおいても、ケガをしたら、まず「RICE処置」（35ページ参照）を行います。

スポーツの特徴と外傷

サッカー	コンタクトスポーツ（相手と接触するスポーツ）のため、ケガが多い。とくに、足首のねんざ、足やひざの靭帯損傷、肉離れなど、下肢のケガを起こしやすい。脳しんとうなどの頭頸部のケガも少なくない
ラグビー	激しいコンタクトスポーツのため、手・指の骨折、足首のねんざ、足やひざの靭帯損傷、肩脱臼・骨折、頸椎ねんざ、脳しんとうなど、ケガの多い種目
野球	基本的にコンタクトスポーツではないので、比較的ケガが少ない。足首のねんざ、肉離れ、肩の腱板損傷など
バスケットボール	大きなボールを扱うため、突き指、手・指の骨折などが多い。ジャンプ動作、減速動作などを繰り返すため、足首のねんざ、足やひざの靭帯損傷なども多くなる
テニス	サーブやダッシュ時に肉離れを起こすことが多く、テニスレッグとも呼ばれる。足首のねんざも多い

● スポーツ障害とは
　長年にわたり、スポーツの1つの動作を繰り返し行うことによって、骨や筋肉、靭帯などに負担がかかり、痛みが生じるようになります。これを「スポーツ障害」といい、疲労骨折やテニス肘、野球肘などが代表的です。スポーツ外傷とスポーツ障害は区別できますが、実際のスポーツ現場では、使いすぎの状態にある部位に負荷がかかってケガを負うこともあり、外傷なのか障害なのか区別できないことも少なくありません。

3章

部位別のケガ

顔や手足など、部位ごとの適切な応急手当を紹介します。とくに顔面や頭のケガは、命にかかわる場合があるため、ただちに医療機関で治療を受ける必要があります。

顔・頭のケガ

顔や頭は、ケガをしやすい部位でもある。それぞれの部位の特徴を理解した応急手当が必要。

➕ 顔面の打撲

スポーツ中や物にぶつかったりして、顔を打撲することはよくあります。打撲したときは、ただちに患部を冷やします。

❶ 患部を冷やす

水でぬらしたタオルで患部を冷やす

注意したい目の症状
顔の中でも打撲しやすいのは、目や目のまわりです。見え方に異常がみられたら、適切な医療機関で治療を受けてください。
・目の痛みが続く
・物がよく見えない
・物が二重に見える
　　　　　　　　など

❷ 安静にする

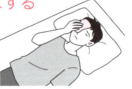

冷やしたまま横になって安静にする

➕ 顔面の骨折

強く打撲すると、顔面を骨折することもあります。鼻骨は、顔の中でもっとも折れやすい部位です。鼻が"くの字"に曲がっていたら、鼻骨が骨折している可能性があります。患部を冷やして、119番で救急車を要請します。

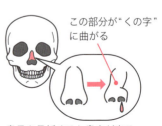

この部分が"くの字"に曲がる

鼻骨を骨折すると鼻血が出る
(68ページ参照)

➕ 頭の打撲

頭を強打すると、脳が損傷を受けている恐れもあります。とくに傷が見つからなくても、意識障害などを起こすことがあり、注意深く観察することが大切です。

❶ 反応を確認する

傷病者の肩をたたき、声をかける

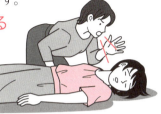

❷ [反応がある場合]　　　[反応がない場合]

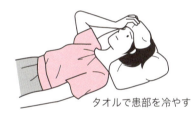

タオルで患部を冷やす

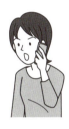

ただちに119番で救急車を要請する

❸ 安静にする

回復体位にする（23ページ参照）。意識があっても1～2時間は安静に

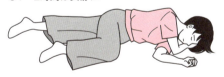

頭の打撲は、24時間以内に症状があらわれることが多いが、なかには慢性硬膜下血腫のように、1か月後にあらわれることもあるので注意が必要

救護アドバイス　出血が多くてもあわてずに

頭部には血管が多数あるため、出血量が多くなることがあります。頭部のケガで出血がある場合は、止血を優先します。落ち着いて止血の手当てを行いましょう。

首のケガ

首には大切な神経がいくつも通っているため、まずは首が動かないように固定して、重症化を避ける。

✚ 首を痛めたときの応急手当

交通事故やスポーツ（器械体操、ラグビーなど）で首を痛めるケースがよくみられます。

❶ 反応・ケガの状態を確認する

傷病者の状態を確認します。

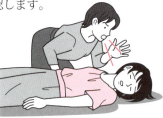

傷病者の肩をたたき、声をかける

首の痛みがあるか、手足が動くか、しびれがあるかなどを確認する

❷ 首を固定して安静を保つ

首に痛みやしびれがある場合は、首を固定して安静を保つことが大切です。

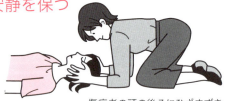

傷病者の頭の後ろにひざまずき、頭を両側からしっかり固定する

頭の両側にタオルを置いて固定する方法もある

硬い床などの上に傷病者を寝かせる。ソファのようなやわらかいものの上に寝かせると、首が曲がってしまうので避ける

➕ 119番で救急車要請

呼びかけに反応がない、首を動かせないときは、119番で救急車を要請します。

首は固定したまま、救急車の到着を待ちます。

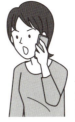

傷病者には首を動かさないよう告げる

➕ 軽症の応急手当

首を動かすことができても痛みがあるときは、患部を氷のうなどで冷やします。

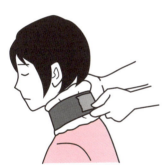

タオルと厚紙でカラーの代用とする

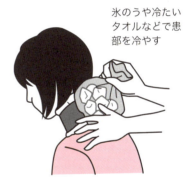

氷のうや冷たいタオルなどで患部を冷やす

首を回したり、もんだりしない

救護アドバイス 頸髄の損傷に注意

首や頭に大きな外力が加わったとき、頸椎（首の骨）の脊柱管が傷ついて、頸髄が損傷することがあります。軽傷ならば、手足のしびれがあっても徐々に回復します。重症の場合は頸髄が断裂していることもあります。首を不必要に動かして、状態を悪化させないよう注意します。

背中のケガ

背中を痛めた人は首も痛めていることが多い。体をまっすぐ固定して、動かさないことが大切。

➕ 背中を痛めたときの応急手当

背中を痛めたときは、安静を保ち、動かさなくてはならないときは慎重に移動します。

❶ 反応・ケガの状態を確認する

傷病者の状態を確認します。

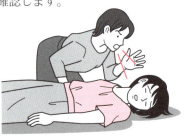

❷ 体を固定して安静を保つ

仰向けの状態で、頭を固定して安静を保ちます（56ページ参照）。

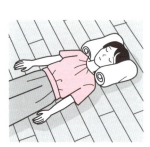
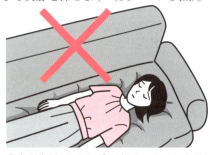

頭、体、足をまっすぐ伸ばす。頭を両側からしっかり固定する

背中が曲がったりしずんだりしてしまうような、やわらかいマットやソファの上に寝かせない

❸ 移動の必要がある場合

傷病者がうつ伏せになっているときは、仰向けにする必要があります。周囲に救助者がいる場合は、下記のlog-roll法で転がすように移動させます。

● log-roll法

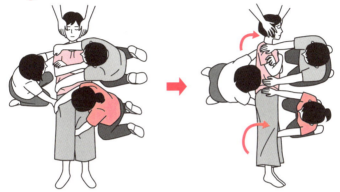

傷病者の両側に協力者を配置する。傷病者の腕は組ませるとよい

体を一直線にしたまま、片側の協力者のほうに引き寄せる。首、体幹がねじれないようにすることが重要。その状態で担架などに移す

❹ 119番で救急車要請

呼びかけに反応がない、体を動かせないときは、119番で救急車を要請します。
体を固定した状態で、救急車の到着を待ちます。

> **救護アドバイス　脊髄損傷の拡大を防ぐ**
>
> 　背骨には、脊髄というきわめて重要な神経があります。高所からの落下、激しい激突、体操などでの落下、交通事故など、首から背中にかけて強い外力を受けたときは、脊髄が損傷されている可能性を考えます。応急手当では、体をしっかり固定することで、脊髄損傷の拡大を防ぐようにします。

胸部のケガ

胸周辺のケガは、呼吸困難や骨折の危険がある。応急手当のあと、医療機関への搬送が必要。

✚ 胸部打撲の応急手当

　胸部を激しく打ち、強い痛みがある場合は、肋骨や胸骨を骨折している可能性があります。また、応急手当や救急処置などで肋骨に強い力が加わり、骨折することもあります。応急手当のあと、必ず医療機関に搬送します。

❶ 反応・ケガの状態を確認する

反応がなく、呼吸をしていない場合は、ただちに胸骨圧迫を行います。

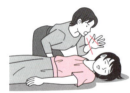

反応や状態を確認する

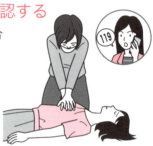

胸骨圧迫とともに、周囲の人に119番通報を依頼する

救護アドバイス　内臓の損傷に注意

　胸部には心臓や肺など重要な臓器があります。そのため、胸部の打撲は、内臓の損傷を伴うことがあります。
- 外傷性気胸：肺が損傷して、胸腔に空気がもれてしまう
- 血気胸：肺が損傷して、胸腔に空気や血液がたまる
- 緊張性気胸：肺の損傷部位が閉じてしまい、空気が肺に戻らず、重篤な呼吸不全となる
- 心臓震とう：ボールなどが胸に強く当たると、心臓で心室細動という不整脈が起こり、心停止となる危険がある

❷ 楽な姿勢で安静を保つ

楽に呼吸ができる姿勢で安静を保ちます。

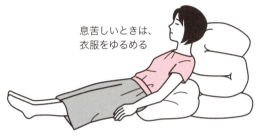

息苦しいときは、衣服をゆるめる

上半身を高めにした状態や上半身を起こした状態など、楽に呼吸ができる姿勢をとらせる

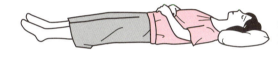

強い痛みがある場合は、上体を動かさないようにする

✚ 肋骨骨折の応急手当

肋骨を骨折すると、骨折部位が痛み、肩を動かしたり、体をそらしたり、深く呼吸したりすると痛みが増強します。

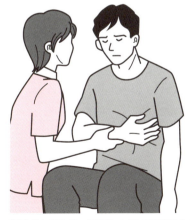

危険な肋骨骨折
肋骨が複数折れると、息を吸うと胸壁がふくらむはずがへこみ、逆に息を吐くとふくらむ。呼吸困難になるので注意する。

傷病者を座らせ、骨折した側の腕を支える

腹部のケガ

腹部を打撲すると、外見からは臓器損傷の程度がわからない。応急手当後は、念のために医療機関で受診を。

➕ 腹部打撲の応急手当

腹部の打撲は、臓器を損傷していても外見からはわかりません。症状がなくても、念のために医療機関で診察を受けることが必要です。

❶ 反応・ケガの状態を確認する

傷病者の状態を確認します。反応がなく、呼吸をしていない場合は、ただちに胸骨圧迫を行い、119番で救急車を要請します。

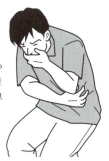

打撲直後に痛みや吐き気が続くときも、ただちに救急車を要請する

❷ 楽な姿勢で安静を保つ

楽に呼吸ができる姿勢で安静を保ちます。

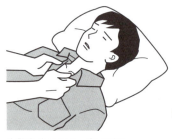

衣服をゆるめて、楽に呼吸ができる姿勢をとらせる

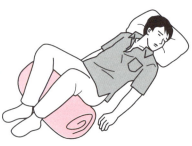

強い痛みがある場合は、腹部の緊張をやわらげるために、ひざを軽く曲げる

🚑 刺し傷の応急手当

傷が内臓に達していると腹膜炎や腹腔内出血が起こっている可能性があり、緊急を要します。すぐに救急車を要請します。

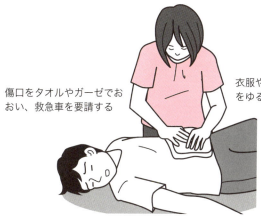

傷口をタオルやガーゼでおおい、救急車を要請する

衣服やベルトなどをゆるめる

腹部に刺さっている異物を抜くと、大量出血する危険があるため異物は抜かない

救護アドバイス　肝臓や脾臓の損傷に注意

肝臓と脾臓は、腹部の打撲で損傷を受けやすい臓器です。肝臓の損傷は右上腹部の打撲で起こり、脾臓の損傷は左上腹部の打撲で起こります。激しい打撲によって肝臓破裂、脾臓破裂を起こし、ショック状態におちいることがあるため、注意が必要です。

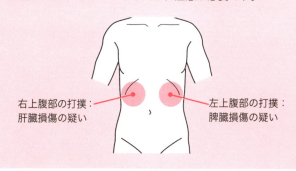

右上腹部の打撲：
肝臓損傷の疑い

左上腹部の打撲：
脾臓損傷の疑い

手足のケガ

手足のケガは日常でよくみられるもの。応急手当しても症状が回復しない場合は医療機関へ。

➕ 手足のすり傷、切り傷の応急手当

大量の水で傷口をよく洗浄し、直接圧迫法で止血を行います（28ページ参照）。

患部を清潔にすることが先決

➕ 手足の骨折の応急手当

骨折部位の上下の関節が動かないよう、副子（添え木）で固定します（42、44ページ参照）。

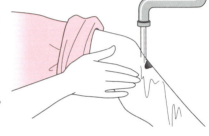

指の固定：指の長さにあった副子（添え木）で固定

ひじの固定：わきから手までを副子（添え木）で固定

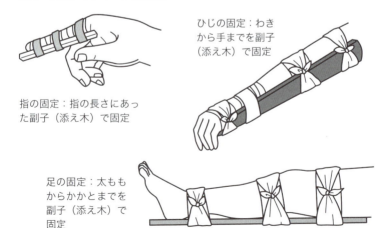

足の固定：太ももからかかとまでを副子（添え木）で固定

🚑 肉離れの応急手当

　肉離れは、筋肉が急激に収縮して断裂した状態です。スポーツ中に起こりやすく、激しい痛みを伴います。

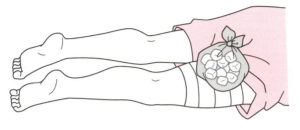

患部を氷のうなどで冷やし、伸縮性包帯などで圧迫して固定する

🚑 こむらがえりの応急手当

　こむらがえりとは、筋肉が突然、痛みを伴ってけいれんする状態です。就寝中や激しい運動のあとなどに起こります。足がつったら、ストレッチして筋肉をほぐします。

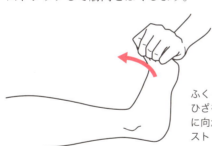

ふくらはぎがつった場合は、ひざを伸ばし、足部をすねに向かって曲げて、筋肉をストレッチする

救護アドバイス　こむらがえりの原因

　こむらがえりは、筋肉への代謝物質の蓄積や、発汗、脱水、電解質異常などが原因で起こると考えられています。また、糖尿病や腰痛、脳梗塞などの病気によって起こることもあります。ひんぱんに足がつる人は、医療機関を受診することをおすすめします。

COLUMN
歯のケガの処置

　スポーツや事故によるケガで、歯の一部が折れたり、抜けてしまうことがあります。放っておくと食べ物をうまくかめなくなるなど、さまざまなトラブルが生じます。できるだけ早く歯科で治療を受けるようにしましょう。

● 歯をケガした直後
　歯のほかに、頭や顔の打撲や骨折、出血などがある場合は、ただちに応急手当や救急車の搬送要請を行います。

● 歯の保存法
　歯が欠けたり、抜け落ちた場合でも、歯を捨てないようにします。完全に抜け落ちた歯はもちろんのこと、歯の一部であっても治療に役立つことがあります。

　抜け落ちた歯は、乾燥させないことが重要です。いったん乾燥してしまうと、細胞が死んでしまい、歯が生着しにくくなります。抜け落ちてから30分以内に歯を保存し、その歯を持って歯科を受診してください。

　また、歯が折れた場合は、歯の破片はそのままラップや水に含んだガーゼなどに包んで、歯科を受診します。

● 抜け落ちた歯の保存法
　歯の根元には、やわらかい膜（歯根膜）がついています。歯根膜は抜けた歯をもとに戻すときに重要な役割をするため、歯根部分を触らないよう注意します。
①歯が汚れたら、水で軽く汚れを落とす。ブラシなどでこすると、歯根膜が傷ついてしまうので避ける。
②生理食塩水などに浸して、歯の乾燥を防ぐ。

4章
日常で起こる急な症状・病気

「いつもと違う」と感じたら、様子をよく観察して、早めに医療機関を受診します。その前に応急手当を行うことで、傷病者の苦痛をやわらげることができます。

鼻血

鼻血は、とくに子どもによくみられる。すぐに止まらないこともあるので、適切な止血方法を知っておくとよい。

➕ 鼻血が起こる状況

　子どもでは、鼻をほじったことで粘膜が傷ついて出血したりします。のぼせて鼻血が出るわけではありません。

　病気によるものはほとんどありませんが、重篤な例としては、血管の病気などで服用する抗凝固薬（血液を固める薬）の影響で起こることがあります。

➕ 鼻血の応急手当

❶ 座らせる

傷病者を座らせて、血液を飲み込まないようにします。

❷ 鼻を圧迫する

鼻をつまんで圧迫します。鼻血が止まったら、しばらく安静にします。

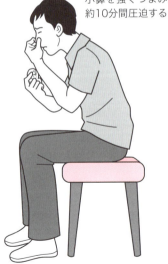

座って、軽く頭を下に向ける

人差し指と親指で小鼻を強くつまみ、約10分間圧迫する

鼻血をすすらないこと。流れ出た鼻血は、ティッシュペーパーやタオルなどでふきとる

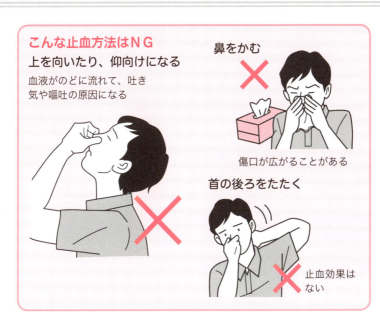

🏥 鼻血がなかなか止まらない場合

10分間圧迫しても鼻血が止まらないときは、さらに10分間圧迫します。30分間圧迫しても止まらないときは、病気による症状の場合があるため、耳鼻咽喉科を受診します。

🏥 ひんぱんに鼻血が出る場合

ひんぱんに同じ側の鼻から出血する場合は、副鼻腔炎など鼻の病気が隠れていることがあります。すぐに適切な医療機関を受診します。

救護アドバイス　出血が大量の場合

鼻血であっても、大量に出血すればショック症状（82ページ参照）を起こすこともあります。ショック症状、貧血などがある場合は、119番で救急搬送を要請します。

頭痛

頭痛は多くの人が経験する症状。激しい痛みを訴える場合は、救急要請が必要である。

➕ よくみられる頭痛

頭痛には、2つのタイプがあります。
・脳の血管が拡張して起こる→片頭痛
・頭や肩、首の筋肉が緊張して起こる→緊張型頭痛

➕ 片頭痛、緊張型頭痛の応急手当

どのタイプの頭痛かわかっている場合は、次のように対処すると効果的です。

タイプ	おもな症状	応急手当
片頭痛	こめかみから目にかけて、ズキンズキンと痛む	痛む部分を冷やしたタオルなどで冷却する
緊張型頭痛	後頭部から頭全体がギューッと痛む	首や肩を温めて、筋肉をほぐす

危険な病気が隠れている頭痛

くも膜下出血、脳出血、脳腫瘍などの症状として頭痛が起こることがあります。

命にかかわる頭痛の症状
・突然、今までに経験したことのない痛みに襲われた
・意識障害
・体の一部の麻痺
・早朝に頭痛が起こり、次第に悪化していく
・頭を強く打ったあとに起こった頭痛

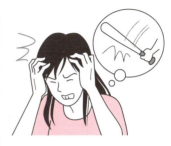

くも膜下出血に伴う頭痛は、「バットで殴られたような痛み」と表現される

危険な頭痛の応急手当

❶ 救急要請する

一刻を争うため、ただちに119番で救急要請します。

❷ 楽な体位をとる

傷病者が楽になる体位をとります。意識がない場合は、慎重に回復体位をとります。

嘔吐物などがのどに詰まらないよう、回復体位にする（23ページ参照）

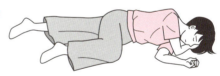

むやみに動かしたり、体をゆさぶらない

予防ポイント ストレスを避け、筋肉を緩和

片頭痛が起こりやすい環境、ストレス要因をできるだけ避けます。また、片頭痛を誘因する食品（チョコレート、赤ワインなど）を取りすぎないようにします。

緊張型頭痛は、首や肩の筋肉を温めたり、ストレッチなどを定期的に行って筋肉が緊張しないようにします。

胸痛

胸痛の原因はさまざまなので、それに応じた対処を。突然の激しい胸痛がみられる場合は、救急車を要請する。

胸痛が起こる状況

胸の痛みの原因は、心臓や肺、食道など、さまざまな病気が考えられます。

●胸痛を起こすおもな病気

心臓・血管	心筋梗塞、狭心症、不整脈、解離性大動脈など
肺・呼吸器	肺塞栓、肺炎、気管支炎など
食道	食道炎、食道裂孔ヘルニアなど
その他	変形性脊椎症、不安神経症など

急性心筋梗塞とは

心臓に酸素や栄養分を送る血管に血栓(血のかたまり)ができて詰まってしまうと、心臓に血液が送られなくなって、命の危険にさらされます。

典型的な症状が、突然の激しい胸痛です。

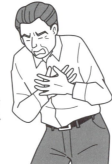

突然の激しい胸痛が30分以上続く

背中や肩、みぞおちに痛みが出ることもある

「胸が重苦しい」「胸が焼けつく」「胸が締めつけられる」などと表現される

吐き気、嘔吐、冷や汗などを伴うこともある

✚ 急性心筋梗塞を疑ったら

❶ 119番で救急要請

突然の激しい胸痛がみられたら、ただちに119番で救急車を要請します。

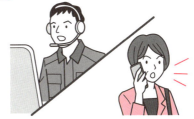

❷ 楽な姿勢を保つ

傷病者が楽になる姿勢をとり、安静を保ちます。
病状がおさまっていても、ふたたび痛みが襲うことがあるため、救急車が到着するまで付き添います。

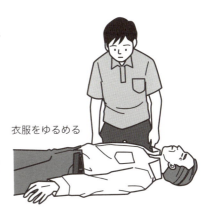

衣服をゆるめる

仰向けなど、本人が楽になる姿勢をとる

❸ 反応がない場合は一次救命処置

反応がない場合は、一次救命処置を行います（1章参照）。

> **救護アドバイス　ためらわず119番を**
>
> 　たとえ胸痛が落ち着いても、ためらわず119番通報をします。急性心筋梗塞の治療のゴールデンタイム（心臓のダメージを最小にとどめられる時間）は、発作から6時間以内といわれています。医療機関で早く治療を開始するためにも、早期の搬送が重要です。

腹痛

次第に緩和する腹痛も多いが、いつもと違う痛みの場合は医療機関の受診が必要。

➕ 腹痛のおもな原因

　胃や腸などの消化管、泌尿器、子宮などの内臓の病気によって起こります。また、神経性の腹痛もあります。

- 胆嚢炎、胆石症、胆管炎、腎盂腎炎など
- 急性胃炎、逆流性食道炎、胃・十二指腸潰瘍、初期の急性虫垂炎、急性膵炎など
- 急性膵炎、胃潰瘍、急性胃炎など
- 急性腸炎、潰瘍性大腸炎、腎結石、尿管結石など
- 腸閉塞（イレウス）、急性腹膜炎、過敏性腸症候群、子宮外妊娠の破裂など
- 虫垂炎など
- 過敏性腸症候群、前立腺炎、膀胱炎など
- 急性腸炎、潰瘍性大腸炎、過敏性腸症候群、子宮内膜症や、卵管炎、膀胱炎、尿道炎など

➕ 腹痛の応急手当

❶ 楽な姿勢を保つ

傷病者が楽になる姿勢をとり、安静を保ちます。

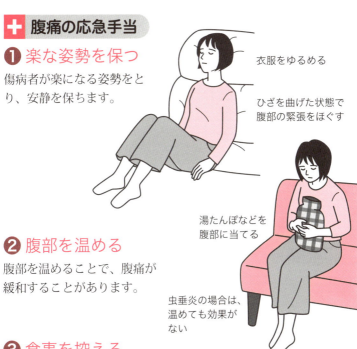

衣服をゆるめる

ひざを曲げた状態で腹部の緊張をほぐす

湯たんぽなどを腹部に当てる

虫垂炎の場合は、温めても効果がない

❷ 腹部を温める

腹部を温めることで、腹痛が緩和することがあります。

❸ 食事を控える

痛みが強いときは、胃腸を休ませるために食事を控えます。腹痛が落ちついたら、消化のよい食品を少量ずつ食べるようにします。

➕ いつもと違う腹痛の場合

いつもと違う腹痛や、発熱や嘔吐を伴う場合は、医療機関を受診します。

救護アドバイス　急性虫垂炎に注意！

急性虫垂炎になると、突然、痛みがみぞおちにあらわれ、時間とともに右下の腹部に移ります。痛みをがまんして放置していると、虫垂に穴があいて腹膜炎を起こし、腹部全体に強い痛みが広がります。がまんしないで、すみやかに医療機関を受診することが大切です。

腰痛（ぎっくり腰）

不意に腰に激痛が走るぎっくり腰は、安静を保ち、患部を冷やして対処する。

✚ ぎっくり腰とは

　ぎっくり腰は、急に腰に強い痛みが起こる腰痛の一種です。若い人や運動している人など、だれにでも起こります。

　おもな原因は、腰の関節や椎間板、筋肉、腱、靱帯などのトラブルが考えられます。

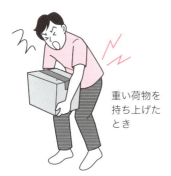

重い荷物を持ち上げたとき

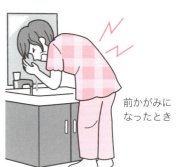

前かがみになったとき

腰痛に隠れている病気

　腰痛を引き起こす病気には、腫瘍（がん）、感染症、内臓の病気（消化性潰瘍や膵炎、子宮筋腫など）があります。高熱を伴ったり、痛みがいつもと違う場合は、整形外科を受診して、原因を調べてもらうことが大切です。

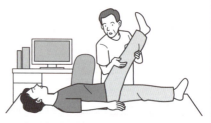

✚ ぎっくり腰の応急手当

❶ 楽な姿勢を保つ

痛みが強い場合は、傷病者が楽になる姿勢をとり、安静を保ちます。

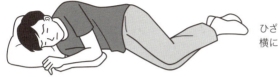

ひざを軽く曲げて横になる

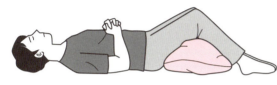

ひざの下にクッションを入れて、軽く曲げる

❷ 腰部を冷やす

早めに腰部を冷やして、痛みをやわらげます。

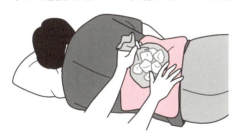

氷のうや氷をビニール袋に入れて、タオルの上から当てる

予防ポイント ぎっくり腰の再発を防ぐ

一度、ぎっくり腰を起こすと、再発する可能性が高いといわれています。再発を防ぐには、①前かがみなど腰に負担がかかるような姿勢をとらない、②痛みが治まったら適度な運動を続ける、③肥満を解消して腰の負担を減らす、などを心がけましょう。

吐き気・嘔吐

嘔吐の原因はさまざま。回数、顔色、発熱など、全身状態をよく観察すること。

➕ 吐き気・嘔吐が起こる状況

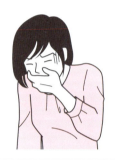

　吐き気・嘔吐は、胃に入った毒物を体外に吐き出す防御反応の1つです。食品、風邪、乗り物酔い、病気などさまざまな原因で起こります。原因のなかには命にかかわるものもあるため、思い当たる原因がない場合は、早めに医療機関を受診します。

食べすぎ、飲みすぎ	アルコールの飲みすぎなどで、体内でのアセトアルデヒドの分解が間に合わず、嘔吐が起こる。また、食べすぎでも吐き気・嘔吐を起こす
乗り物酔い	乗り物の揺れやカーブなどの影響で自律神経のバランスが崩れ、吐き気・嘔吐を引き起こす
食あたり（食中毒）	サルモネラ菌や病原性大腸菌などの細菌、ノロウイルス、自然毒（きのこの毒）などが原因で吐き気・嘔吐が起こる。下痢、発熱などを伴うこともある
病気	よくみられるのが、胃潰瘍・十二指腸潰瘍、虫垂炎、腸閉塞などの胃腸の病気である。そのほか、急性膵炎、脳梗塞、片頭痛などでも吐き気・嘔吐を引き起こす
ケガ	頭を強く打ったときに、一時的に吐き気・嘔吐が起こることがある。様子を観察し、嘔吐・吐き気が続く場合は受診を

✚ 吐き気・嘔吐の応急手当

❶ 楽な姿勢を保つ

傷病者が楽になる姿勢をとります。吐き気がひどいときは、がまんせずに吐かせます。

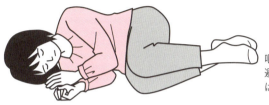

嘔吐物の誤飲を避けるため、顔は横に向ける

❷ うがい、水分補給

嘔吐したもののにおいが、再び吐き気を誘うことがあります。うがいをすると、口の中がすっきりします。嘔吐がおさまったら、水分を補給します。

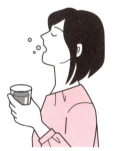

冷たい水でうがいをしたり、氷を口に含むとよい

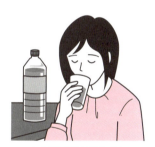

水や経口補水液などを少しずつ補給する

救護アドバイス 水分補給は嘔吐がおさまってから

嘔吐が続くと、脱水が心配で水分を与えようとしがちです。しかし、嘔吐直後の水分摂取は、再び嘔吐を招くため逆効果です。水分は、嘔吐がおさまってから、少量ずつ飲ませるようにします。

けいれん

けいれんは、とくに子どもに多い症状。突然のけいれんにあわてず、様子を観察することが大切。

➕ 大人のけいれんの場合

　けいれんは、筋肉が不随意に収縮する状態をいい、脳の電気活動の障害で起こります。

　けいれんの原因で代表的なものがてんかんです。そのほかにも、頭部のケガ、低血糖、アルコールや毒物の摂取などでもけいれんが起こります。

➕ けいれんの応急手当

❶ けいれん中のケガを避ける

傷病者のまわりにイスや机などがあると、けいれん中にぶつかってケガをすることがあります。危険な物は遠ざけ、周囲の人にも離れるよう指示します。

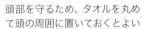

頭部を守るため、タオルを丸めて頭の周囲に置いておくとよい

❷ 衣服をゆるめる

呼吸しやすいよう、衣服をゆるめます。

❸ 119番で救急要請

けいれんの様子やけいれんが始まった時間をメモしておくと、救急処置に役立ちます。

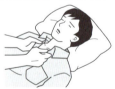

首回りがきゅうくつな服はゆるめる

やってはいけない手当

　口の中に手を入れたり、体をゆすったりしてはいけません。なにもしないことが大切です。

✚ 子どもに多い熱性けいれん

熱が急に高く（38度以上に）なったときに起こるけいれんを熱性けいれんといい、子どもによくみられます。右記の症状があらわれたら、あわてず、落ち着いて前ページの応急手当を行います。

心配な場合は、#7119番の救急相談センターや#8000番の小児救急電話相談で相談するとよいでしょう。

熱性けいれんの症状
- 突然、意識がなくなる
- 白目をむく
- 全身がそって硬くなる
- ガタガタと震える
- けいれんは数分から5分でおさまる

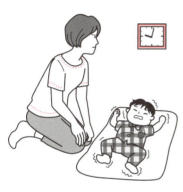

熱性けいれんは数分でおさまるので、あわてず時間を測る。けいれんがおさまったら、通常は意識が戻る

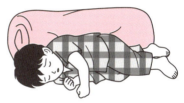

嘔吐することがあるため、体ごと横に向かせる

救護アドバイス　注意すべきけいれん

下記の場合は、熱性けいれんではない可能性があります。すぐに119番通報して救急搬送してもらいましょう。
- けいれんが10分以上続く
- けいれんの動きに左右で違いがある
- けいれん後に意識障害がある
- 繰り返し、けいれんが起こる

ショック状態

ショック状態におちいると、命の危険があるため、ただちに救急車を要請する必要がある。

ショック状態とは

　ショック状態とは、下記のようなさまざまな原因で全身の臓器や組織に血液が行きわたらなくなり、最終的には血圧が低下する状態をいいます。ほうっておくと、多臓器不全となり命に危険が及ぶため、ただちに119番で救急要請します。

●ショック状態の原因

血液量の減少	外傷による出血、消化管出血、大動脈瘤破裂、脱水など
心臓の機能低下	心筋梗塞、弁膜症、重度の不整脈など
血管の異常	アナフィラキシー、敗血症など

おもな症状

　以下の5つの症状のうち1つでも当てはまれば、ショック状態の可能性があります。

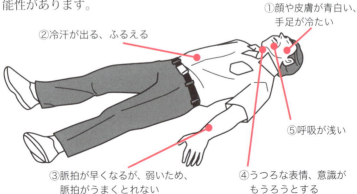

①顔や皮膚が青白い、手足が冷たい
②冷汗が出る、ふるえる
③脈拍が早くなるが、弱いため、脈拍がうまくとれない
④うつろな表情、意識がもうろうとする
⑤呼吸が浅い

ショック状態の応急手当

❶ ただちに119番で救急搬送

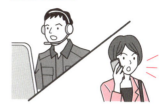

ショック症状を詳しく伝える

❷ 楽な姿勢で安静を保つ

足を高く上げることで、心臓の機能が改善する可能性があります。

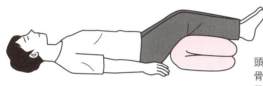

仰向けにして、クッションなどで足を高くする

頭部のケガや下半身の骨折などがある場合は、足を高くしない

❸ 循環不全の場合は保温する

循環不全におちいると、低体温になりやすくなります。体が冷たい場合は、毛布をかけるなどして保温に努めます。

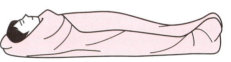

毛布などで全身を覆う。段ボールなどを敷くだけでも保温になる

> **救護アドバイス** 血圧だけで判断しない
>
> 医療現場では、ショック状態は、収縮期血圧が90mmHg以下を指標としています。しかし、血圧が低めの人が80mmHgになってもショック状態にならない場合もあれば、高血圧の人が100mmHgでショック状態におちいることもあります。血圧は1つの目安であり、全身の状態を観察することが大切です。

COLUMN
救急相談「#7119」とは

● 救急搬送を迷ったときに
　ケガや病気の人を目の前にして、「救急車を呼んだほうがいいのか」「今すぐ医療機関に連れて行ったほうがいいのか」と迷ったときに、電話で相談できるシステムがあります。
　各自治体で救急相談センターが開設されており、電話で「#7119」とダイヤルすれば、常駐の医師や看護師、救急隊経験者の職員らが、救急医療機関の案内や救急医療相談に対応してくれます。

● 救急相談「#7119」の流れ
❶自分一人では判断できない
　「救急車を呼んだほうがいいか」
　「応急手当はどうしたらよいか」　など
❷「#7119」をダイヤルする
❸相談員に状況を説明する
❹状況に応じた案内、助言を受ける
　・緊急性がない場合→状況に応じた医療機関を案内
　・緊急性が高い場合→救急車の出動を要請
　・応急手当の方法を助言

● 地域の相談サービスを確認
　救急相談「#7119」を開設している地域は、2019年4月現在、東京都や埼玉県、横浜市、大阪府、宮城県、神戸市など一部に限られていますが、今後普及していくものと考えられます。また、「#7119」以外の番号で救急相談を行っている地域もあります。
　住んでいる地域にどのような相談サービスがあるのかを事前に調べておくと、いざというときに安心です。

5章
暮らしの中のアクシデント

突然の事故は、意外にも家の中でも起きやすいものです。転倒や感電、熱中症などの応急手当を知っておくとともに、安全に暮らすための予防法も知っておくとよいでしょう。

転倒・転落

転倒・転落によるケガにはねんざ、打撲、骨折などがある。子どもや高齢者の事故に注意する。

✚ 転倒・転落が起こる状況

　乳幼児は、体全体の中で頭の割合が大きく重いため、ベッドやイスなどから転落・転倒して頭を強打しやすいので注意が必要です。もう少し大きくなると、屋外の遊具や自転車などから転落・転倒する危険もあります。

　高齢者も加齢とともに転倒しやすくなり、とくに室内での転倒事故が目立ちます（122ページ参照）。転倒による骨折は、その後の生活の質（QOL）の低下にもつながります。

✚ 転倒・転落の応急手当

❶ 反応を確認する

意識がなければ、ただちに119番で救急車を要請します。

傷病者の肩をたたき、声をかける

❷ 安静にする

頭を打ったときに、もっとも注意しなければならないのが頭蓋内出血です。安静にしてしばらくの間、様子をみます。
胸や腰を打った場合は、あとから症状があらわれることがあります。

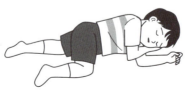

意識があっても、回復体位にして安静にする（23ページ参照）

ヘルメットを装着しない状態で、自転車から転倒して頭を打った場合は、医療機関を受診する

❸ 骨折やねんざを確認する

転倒したときに手をついて、手や腕を骨折することがあります。また、大腿骨の骨折や足首のねんざなどもよくみられます。

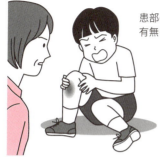

患部の痛み、変形、腫れの有無を確認する

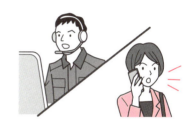

骨折が疑われる場合は119番で救急車を要請し、応急手当を行う（42、44ページ参照）

予防ポイント 子どもの転倒・転落を防ぐ

子どもの転倒・転落は室内でも起こりやすく、これらは予防策をとることで未然に防ぐことも可能です。
- フローリングなどすべりやすい床では、靴下をはかずに、はだしで遊ばせる
- 浴槽内に滑り止めマットを敷く。
- ベッドやイスからの転落を防ぐ防護柵をつける
- 窓やベランダの近くには、踏み台となりそうなものを置かない
- ブランコなどで遊ぶときは、そばで見守る

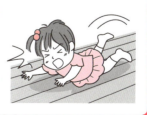

目・耳への異物

目や耳には異物が入りやすい。異物がとれない場合は、そのままにして医療機関で処置してもらう。

目の異物に対する応急手当

　目に入る異物の多くは、木片や砂、ほこりなどのゴミや、小さな昆虫などです。異物感や痛みを感じますが、多くの場合、異物は涙とともに流れ出ます。異物感が続く場合は、適切な医療機関で処置してもらいましょう。

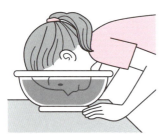

洗面器などに水を入れて顔をつけ、水の中でまばたきする

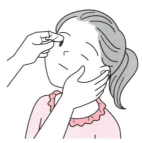

水でぬらしたガーゼや綿棒でふきとる方法もある

目に薬品が入った場合

　化学薬品の場合は失明の危険があります。ただちに大量の流水で目を洗い、医療機関で処置を受ける必要があります。

口の細い容器などに水を入れ、流水で10分間ほど洗い流す

目に入った薬品を医療機関に持参する

耳の異物に対する応急手当

耳に入る異物には小さな昆虫が多くみられますが、耳かきや綿棒などの一部が入ることもあります。自分で耳から取り出そうとすると、異物が奥に入り込むことがあります。無理に異物を取り出そうとせず、医療機関で処置してもらいます。

耳に虫が入った場合

耳に小さな虫が入ると、頭をふったり、耳の中をいじったりすると、余計に虫が動きます。すみやかに医療機関で処置してもらいましょう。

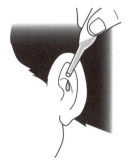

耳にベビーオイルなどを数滴たらして虫の動きを止める

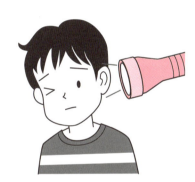

懐中電灯で耳を照らすと、虫が光に誘われて耳から出てくる場合がある

救護アドバイス　コンタクトレンズは清潔に

コンタクトレンズも目に装着する異物の1つです。きちんと手入れをしていないと、レンズが汚染され、目の感染症を起こすことがあります。目の痛みや炎症がある場合は、ただちに眼科を受診しましょう。

過呼吸（過換気）

極度の不安、パニック発作などに伴って起こる症状の1つ。
通常の呼吸に戻れば症状は改善する。

➕ 過呼吸が起こる状況

過呼吸（過換気）とは、息を何回も激しく吸ったり吐いたりする状態のことで、突然の不安感やパニック発作などに伴って起こります。過呼吸になると、息ができにくくなったり、手のしびれやふるえなどが生じ、傷病者はさらに不安を感じて、何度も呼吸しようとします。これがさらに症状を悪化させることになります。

気持ちを静め、あわてずに呼吸を整えることで、次第に呼吸が正常に戻ります。

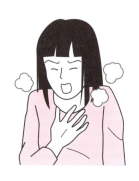

➕ 過呼吸の応急手当

❶ 落ち着かせる

傷病者を静かな場所に移動し、ゆっくり話しかけて安心させます。

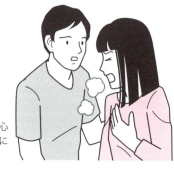

やさしく安心させるように声をかける

このまま死んでしまうかもしれないと恐怖を感じる人もいる。一過性の呼吸困難であり、徐々に呼吸できるようになると話して安心させる

❷ ゆっくり呼吸させる

ゆっくり呼吸するように促します。また、呼吸を数秒間止めることで呼吸がより改善します。

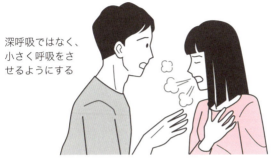

深呼吸ではなく、小さく呼吸をさせるようにする

可能であれば、息を吸ったら、ゆっくりと5～10秒ほどかけて吐き出すよう促す

❸ 医療機関を受診

過呼吸を予防するためにも、医療機関で診察を受けましょう。

紙袋を使っての呼吸はNG

紙袋を使って応急処置をする方法（ペーパーバック法）が知られていますが、血液中の二酸化炭素が多くなりすぎて症状が悪化する可能性があるため、この方法はすすめられません。

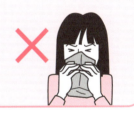

予防ポイント 再発を防ぐためには

過呼吸（過換気）を引き起こすような、強い緊張や不安を招く場面をできるだけ避けるようにします。パニック障害や不安症などを抱えている人は、それらの治療を行うことが過呼吸を防ぐことにもなります。

感電

感電したときの応急手当では、まず、救助者が感電による二次災害にあわないように注意する。

➕ 感電する状況

　感電は、体内に電流が流れることで生じます。電流の流入部と流出部の皮膚にやけどが起こったり、体内にもやけどを負うことがあります。

　子どもがコンセントに金属片を差し込んで感電したり、ぬれた手で電気器具をさわったりすることで感電するなど、身近なところにその危険は潜んでいます。

➕ 感電の応急手当

❶ 安全を確認する

感電した人を手当てする前に、救護者が感電する危険がないかどうかを確認することが大切です。

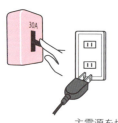

主電源を切る

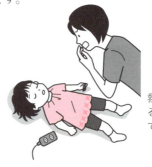

救護者が感電することもあるので、注意が必要

❷ 反応を確認する

声をかけて反応を確認します。呼吸を観察して心停止と判断した場合は、胸骨圧迫を行います（14ページ参照）。協力者がいる場合は、同時に119番で救急車を要請します。

✚ 感電によるやけどの応急手当

❶ 患部を冷やす

やけどの部位が確認できる場合は冷やします。

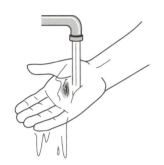

十分な流水で、電流の流入部と流出部を冷やす

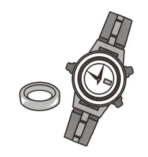

受傷後、次第に患部が腫れてくるため、慎重に指輪や腕時計、ベルトなどを外す

❷ 救急車を要請

119番で救急車を要請します。

予防ポイント 身近で起こる感電を防ぐために

　コードやプラグなどが損傷していたり、水にぬれていると、漏電による感電の危険があります。コードやプラグが傷んでいるときは、気づいたときに新しいものに換えておきます。

　また、ぬれた手で電気器具を触らないように注意します。洗濯機など水回りにある電気器具には、必ずアースを付けてください。

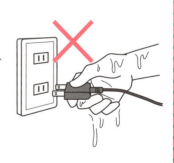

食中毒

食事のあとなどに腹痛、下痢、嘔吐などの消化器症状や発熱などの症状がある場合は、食中毒を疑う。

食中毒が起こる状況

食中毒は、細菌やウイルスなどに感染した飲食物を食べたときに起こります。おもな症状は、腹痛、下痢、嘔吐などの消化器症状や発熱などです。風邪と似た症状ですが、食事をして数時間後に症状があらわれた場合は、食中毒が疑われます。

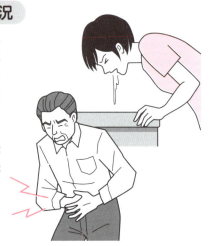

● おもな原因と症状

食中毒を起こす細菌・ウイルス		原因となる食品	症状
細菌	サルモネラ菌	鶏卵、食肉など	嘔吐、腹痛、発熱など
	腸炎ビブリオ菌	魚介類、魚介の加工品など	下痢、腹痛、吐き気・嘔吐など
	病原性大腸菌（O157を含む）	生の食肉など	激しい腹痛、下痢、血便、嘔吐、発熱など
ウイルス	ノロウイルス	貝類（カキなど）、調理者によって汚染された惣菜など	吐き気・嘔吐、下痢、発熱、頭痛など

🏥 食中毒の応急手当

❶ 安静にする

嘔吐したものがのどに詰まらないよう、回復体位をとり（23ページ参照）、安静にします。

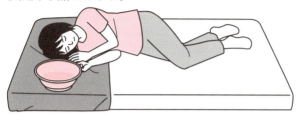

嘔吐したものがのどに詰まるので、仰向けにはしない

❷ 水分補給を行う

下痢が続くと脱水症状を起こしやすいため、水分を補給します。

❸ 医療機関を受診

激しい下痢や嘔吐、高熱がある場合は、医療機関を受診します。

🏥 吐物や便の処理

マスクと手袋をして、吐物や便をふき取り、ビニール袋に密閉して破棄します。吐物や便がついた服は、洗剤を入れた水の中で静かに揉み洗いします。ウイルスは、乾燥すると空気中に広がるので、吐物などが乾く前に対処してください。

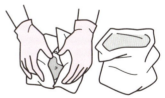

> **救護アドバイス　安易に下痢止めを使用しない**
>
> 下痢が続くと、下痢止めの薬を服用したくなりますが、食中毒の場合は、原因となる細菌やウイルスが体外に排出されずに、症状が悪化することがあります。自己判断での使用は避けてください。

急性アルコール中毒

昏睡状態におちいると死に至る危険もあるため、早急に正しい対処が必要となる。

急性アルコール中毒になる状況

お酒のイッキ飲みなどで、短時間に大量のアルコールを摂取すると、肝臓でのアルコール代謝が間に合わず、体内のアルコール濃度が急増して、急性アルコール中毒になります。

飲み始めはほろ酔い気分で陽気になりますが、アルコール量が増えるにつれて、判断力の低下や興奮などの「酩酊」状態になり、さらに、「泥酔」状態になると意識がもうろうとして立てなくなります。「昏睡」状態におちいると、意識がなくなり、吐物がのどにつまって死に至ることもあります。早急な対処が求められます。

急性アルコール中毒のおもな症状

- ろれつが回らない
- 嘔吐
- 息苦しさ
- 頭痛
- 失禁
- 声をかけても、ゆすっても反応しない
- 意識がもうろうとする
- 動悸
- 冷や汗
- めまい
- 血圧の低下

など

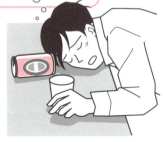

ただ酔って寝ているようにみえても、意識を失っていることがあるので注意する

✚ 急性アルコール中毒の応急手当

❶ 反応を確認する

声をかけて反応を確認します。反応がない場合は、119番で救急車を要請します。

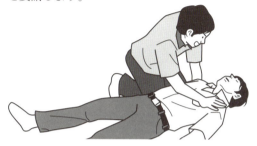

反応があっても、全身が冷たい、呼吸が弱い、失禁などがあるときは、救急車を呼ぶ

❷ 安静にする

嘔吐物がのどに詰まらないよう、回復体位をとります（23ページ参照）。傷病者を一人にしてその場を離れた結果、死に至ることもあります。絶対に一人にしないことが大切です。

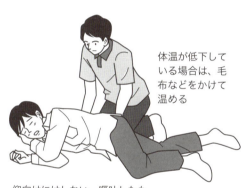

体温が低下している場合は、毛布などをかけて温める

仰向けにはしない。嘔吐したものがのどに詰まる危険がある

予防ポイント 危険な飲み方を避ける

　急激にアルコール濃度を上昇させないために、イッキ飲みは絶対にしない、あるいはさせないようにします。イッキ飲みを強要されそうになったら、断る勇気をもつことも大切です。
　また、空腹で飲酒すると、体内に早くアルコールが吸収されてしまいます。食事をとりながら、ゆっくり飲むようにしましょう。

動物に咬まれた

犬や猫に咬(か)まれたら、感染症を防ぐために、すぐに傷口を洗い流し、医療機関で治療を受ける。

➕ 動物に咬まれる状況

　犬や猫など、動物の鋭くとがった歯で咬まれると、皮膚が深く傷つき、そこから細菌が入り感染症を起こすことがあります。
　子犬や子猫に咬まれた場合は、傷口が小さくても、感染症を起こす危険があります。応急手当をして医療機関で治療を受けましょう。

➕ 動物に咬まれたときの応急手当

❶ 傷口を洗う

傷口を石けん水で十分に洗い流します。

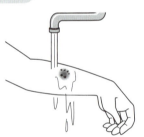

石けんがなければ、十分な流水で傷口を洗うだけでもよい。水がなければ、ウェットティッシュなどでふきとる

❷ 傷口を保護する

清潔な布やガーゼで傷口の水分をふきとり、別の布やガーゼで傷口を保護します。

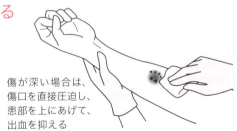

傷が深い場合は、傷口を直接圧迫し、患部を上にあげて、出血を抑える

❸ 医療機関を受診

ただちに、医療機関で治療を受けることが大切です。

✚ 注意すべき感染症

動物に咬まれたことによって起こるおもな感染症は、下記のとおりです。

感染症	感染経路	人の症状	その他の情報
犬による感染症			
狂犬病	咬み傷	発病した場合、神経症状があらわれ、昏睡、死に至る	現在、日本では狂犬病の報告はないが、海外では死亡例が報告されている
猫による感染症			
猫ひっかき病	咬み傷、ひっかき傷	受傷数日後に、発熱や痛み、リンパ節が腫れる	犬や猫自身は、菌に感染してもはっきりとした症状はあらわれない
犬、猫、その他の動物による感染症			
破傷風	咬み傷、ひっかき傷など	受傷数日後に、口を開けにくい、首筋が張るなどの症状があらわれる。死に至ることもある	破傷風の予防注射がある

予防ポイント 海外の狂犬病事情

日本は、狂犬病予防法による犬へのワクチン接種の義務化に伴い、1957年以降は国内での狂犬病は発生していません。しかし、海外では、犬、猫、キツネ、アライグマ、コウモリから感染した狂犬病の報告があります。

海外に渡航する際には、感染症情報を確認し、野良犬や野生動物との接触を避けることが大切です。また、長期滞在者は予防接種を検討すべきです。

現在、アジアやアフリカ、南米地域など世界の多くの国で、狂犬病が発生しています。渡航先の流行状況は、外務省や国立感染症研究所のホームページなどで確認できます。

熱中症

近年、増加しており、重症化すると死に至る危険がある。屋外だけでなく、室内でも注意が必要。

✚ 熱中症の症状

熱中症は、暑い環境下で生じる症状で、さまざまな症状があらわれます。症状が進むと意識を失い、死に至ることもあるため、早急な応急処置が大切です。

●重症度別の症状

Ⅰ度（軽症）	めまい、立ちくらみ、発汗など
Ⅱ度（中度）	頭痛、吐き気、倦怠感など
Ⅲ度（重度）	意識障害、けいれん、高体温など

✚ 屋外で起こる熱中症

熱中症は夏の炎天下で起こるイメージがありますが、春の急に気温が高くなったときなど、体が暑さに慣れていないときにも起こります。

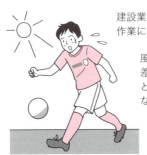

建設業など、屋外での作業には注意が必要

風が弱い日や日差しが強い日などは、熱中症になりやすい

野球やサッカーなど、直射日光の下での長時間のスポーツは熱中症を起こしやすい

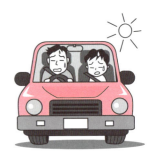

夏の屋外、車内などは、一気に温度が上がり、熱中症になりやすい

➕ 室内で起こる熱中症

近年、室内で熱中症になる人が増えています。とくに高齢者や子どもは症状に気づかないことが多いため、注意が必要です。

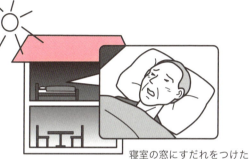

家の2階は、1階に比べて熱がこもりやすい。屋根や壁に日中の熱がこもっているため、睡眠中に熱中症を起こすことがある

寝室の窓にすだれをつけたり、寝る前に窓を開けるなどして、室温を下げる工夫が必要

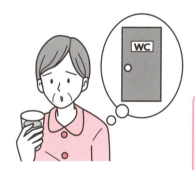

室内にいると、のどの渇きを感じにくく、水分補給が不十分になりやすい。
高齢者は、夜間のトイレを避けようと水分摂取を控えて、睡眠中に熱中症を起こすことがある。夜間のトイレが面倒でも、寝る前に水分を摂取することが大切

こんな人はとくに注意！
●高齢者や子ども
高齢者や子どもは体温調節機能がうまくはたらかないことから、体内に熱がこもりやすく、熱中症を起こしやすい。

●持病がある人
脳卒中、心臓病、高血圧、糖尿病、腎臓病、精神科疾患などの病気がある人は、体温調節がうまくいかないことで熱中症を起こす危険がある。

➕ 熱中症の応急手当

❶ 反応を確認する

声をかけて反応を確認します。意識がなければ、ただちに119番で救急車を要請します。
また、意識がもうろうとしていて、体温が異常に高い場合も、119番で救急車を要請します。

❷ 涼しい場所に避難

意識がある場合は、涼しい場所へ避難し、体を冷やします。

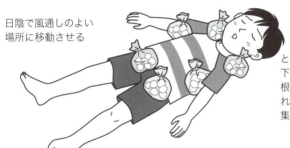

日陰で風通しのよい場所に移動させる

とくに首、わきの下、太ももの付け根に、氷のうやぬれタオルを当てて集中的に冷やす

衣服を脱がせ、体に水をかけて、体の熱を放出させる。うちわや扇風機などを使って風を当てるとより早く冷やせる。また、氷のうやぬれタオルで体を冷やし続ける

予防ポイント 熱中症予防の服装

　屋外で活動するときは、通気性のよい服で、汗を吸いやすい綿などの素材を選ぶとよいでしょう。また、直射日光に当たらないよう日傘をさしたり、帽子をかぶることも熱中症の予防になります。

❸ 水分補給を行う

水や電解質を含んだ飲料などを補給して、脱水症状を防ぎます。

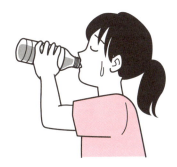

軽い脱水状態のときは「のどが渇いた」と感じない。「のどが渇いた」と感じる前から、こまめに水分を補給することが大切

吐き気がある場合は、誤って水が気道に流れ込むことがあるため、無理に飲ませない

吐き気がある場合は、医療機関で点滴などの処置が必要

❹ 安静にする

一時的に症状が回復しても、症状が変化することがあるため、しばらく安静にして様子をみます。

応急手当を受けても頭痛や体のだるさなどが回復しない場合は、医療機関に連れて行きます。

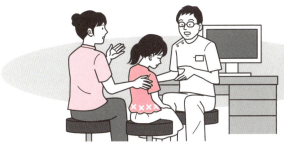

医療機関には、熱中症になったときの状況がわかる人が付き添い、医師に症状や応急処置について説明する

予防ポイント スポーツドリンクなどで水分補給

熱中症になったときにお茶やコーヒーなどを飲んでも、水分補給にはなりません。素早く体内に水分を吸収できるスポーツドリンクや経口補水液で、水分補給を行ってください。

COLUMN

雷から身を守るには

● 落雷による「雷撃傷」

　感電などの電気による損傷を「電撃傷」といいますが、特殊なものとして、落雷によって起こる電撃傷を「雷撃傷」といいます。

　雷撃傷は、現場で即死するか、深刻な損傷が少なく速やかに回復するか、どちらかのケースが多いとされています。

● 海、平地、山などあらゆる場所が危険

　雷は、海面や平地、山などあらゆる場所に落ちます。また、高い所へ落ちやすい傾向があります。運動場やゴルフ場、屋外プール、海辺、山頂などの広く開けた場所は、人に落雷しやすい場所といえます。

● 安全な場所に素早く避難

　コンクリート製の建物は比較的安全です。近くに安全な建物がない場合は、車の中に避難しましょう。万が一、車に落雷しても、中の人にはほとんど影響はありません。

　一般的に、電柱などのてっぺんを45度以上の角度で見上げる範囲で、なおかつ、電柱から4m以上離れた場所であれば、ほぼ安全と考えられています（右図参照）。ただし、高い木の近くは、落雷による損傷を受けることがあるため、近寄らないようにしましょう。

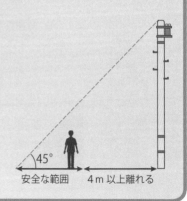

6章
野外活動のアクシデント

レジャーや野外作業での事故やケガは、近くに医療機関がない場合も多いため、適切な応急手当が求められます。応急手当グッズの携帯が役立ちます。

日焼け

日焼けは「健康」の象徴ではなく、じつはやけどの一種。適切な手当てで悪化を防ぐことが大切。

✚ 日焼けする状況

　日焼けした肌は健康的なイメージがありますが、紫外線が厳しい季節の日焼けは皮膚にダメージが与えられています。日焼けは、やけどの一種であり、放っておくと重症化することもあるため、適切な応急手当が必要です。

　紫外線が強くなるのは5月～9月あたりで、1日のうちではおおよそ午前10時～午後2時です。曇っていても、紫外線は80％程度通過します。日焼け（やけど）は、皮膚の状態によってⅠ度～Ⅲ度に分けられます（47ページ参照）。

✚ 軽症の日焼けの応急手当

❶ 患部を冷やす

皮膚が赤くなりピリピリした状態の日焼けは、軽症（Ⅰ度）と考えられます。患部を冷やします。

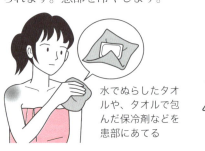

水でぬらしたタオルや、タオルで包んだ保冷剤などを患部にあてる

日焼けの範囲が広いときは、冷たいシャワーをかけて冷やす。体温が低下しないよう注意すること

❷ 水分補給を行う

冷たい水を少しずつ飲みます。

重症の日焼けの応急手当

❶ 患部を冷やす

日焼けした患部を冷やします。

❷ 医療機関を受診

時間をおいて水疱(すいほう)ができる場合があります。皮膚の奥までやけどが達している可能性があるため、適切な医療機関で治療を受けることが大切です。

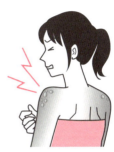

水疱は決して
つぶしたり、
めくったりし
ないこと

水疱、発熱、悪寒、食欲不振、力が入らないなどの症状がある場合は、中程度以上のやけどの可能性がある

軽症の日焼けに化粧水や冷感を与えるローションなどをぬることは、ほてりの緩和に役立つが、中程度以上の日焼けに使用すると、症状を悪化させる可能性があるので厳禁

熱中症の合併に注意

重症の日焼けでは、熱中症を合併していることがあります。熱中症の症状がみられたら、応急手当を行います（102ページ参照）。

予防ポイント 帽子などで日焼けを防ぐ

紫外線を防ぐために、帽子や日傘を使用しましょう。また、日焼け止めについては、普段の生活や軽い屋外活動はSPF5〜10、PA＋〜＋＋のもので十分ですが、海や山などのレジャーではSPF20以上、PA＋＋＋以上の日焼け止めを使用します。SPF値、PA値は紫外線による日焼けや肌の黒化の防止効果を示す指標値です。

水に溺れた

海やプールなどで溺れた人を救助したら、ただちに反応を確認。反応がなければ救急車を要請する。

➕ 溺れた人の状況

溺れると、息ができなくなって低酸素状態になり、心停止します。また、水温が低いと、突然心停止を起こす危険もあります。水がいったん肺に入ると、数時間後に気道が腫れあがり、気道閉塞が起こることがあります（二次溺水）。救出時に意識があっても、必ず医療機関で経過観察します。

➕ 溺れた人の応急手当

❶ 反応を確認する

呼びかけて反応を確認します。反応がないときは、ただちに一次救命処置を行います（1章参照）。

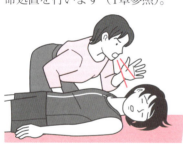

毛布や衣服の上に寝かせる

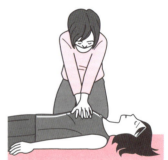

胸骨圧迫を行う（16ページ参照）

❷ 119番で救急車を要請

水に溺れた人の応急手当は、救命処置を優先し、救急車の要請をできるだけ早く行います。反応があり、回復しつつある場合でも、二次溺水の危険があるため、救急車を要請します。

❸ 回復体位にする

水を誤飲しないよう、回復体位にします（23ページ参照）。また、低体温にならないように全身を保温します。救急車が到着するまでの間、傷病者の様子を観察します。

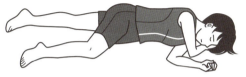

顔を横に向けると、水が口から出やすくなる

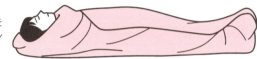

頭から足まで全身を毛布や乾いたブランケットでおおう

溺れた人の救助

溺れた人を見つけたら、まず周囲の人を集めます。溺れる人を一人で助けようとすると、溺れた人にしがみつかれたりして、救助者まで溺れてしまう危険があるためです。必ず陸からの救助を考えます。たとえば、浮き輪や発泡スチロールの箱など、水に浮くものを投げ入れて、溺れた人を救助します。

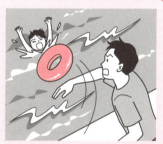

ロープを付けた浮き輪を投げ入れて引き寄せる。あるいは、浮き輪を投げ入れてつかまらせる

救護アドバイス　無理に水を吐かせない

意識のない人に対して、無理に水を吐かせてはいけません。吐いた水が気道に入り、気道閉塞を起こす危険があります。口の中に水や異物が入っている場合にのみ、顔を横に向けて吐き出させるようにします。

低体温症

低体温症は体温が35℃以下の状態で、命の危険にかかわることもある。軽症であれば回復しやすい。

➕ 低体温症になる状況

　低体温症とは、体温（深部体温）が35℃以下になって、命の危険がある状態をいいます。山の遭難や海の事故、自然災害などによって極度の寒冷環境に置かれて低体温症になることがあります。また、アルコールや薬をのんで寒い場所で寝てしまい、低体温症になるなど、日常生活の中でも低体温症は起こります。

●低体温症の症状

体温（深部体温）	症状・体の状態
32〜35℃	悪寒、ふるえ、皮膚が青い、無関心、よろめく、呼吸が早い、脈が早いなど
28〜32℃	意識障害、反射がにぶい、低血圧、呼吸が弱い、脈が弱いなど
28℃未満	昏睡、心室細動、無呼吸、心停止など

予防ポイント 夏の低体温症に注意

　低体温症は、体が冷えることで起こることから、気温が低い冬に起こるイメージがありますが、じつは暑い夏でも起こります。夏の山歩きやハイキングで、防寒や雨具などの対策を怠ると、急な雨や雷雨で低体温症になることがあります。また、海などでは、溺れて救出されても低体温症で命を落とすこともあります。夢中になって遊んでいるうちに、唇や指先が冷たく青色に変色したら、低体温症の症状です。

　季節にかかわらず、糖尿病や心臓病などの持病がある人、高齢者、子どもは低体温症になりやすいので、つねに注意が必要です。

✚ 屋外での低体温症の応急手当

❶ 風を避けられる場所へ移動する

体温の低下を避けるため、風を避けられる暖かい場所へ移動します。

❷ 体を温める

ぬれた衣服を脱がして、寝袋やレスキューシートなどで傷病者の全身をおおい、体を温めます。意識がある場合は、温かい飲み物などがあれば与えます。

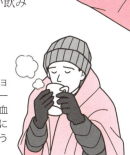

温かい飲み物やスープ、チョコレートなどの高エネルギー食を与える。アルコールは血管を拡張して温まったように感じるが、じつは熱をうばうので、与えてはいけない

寝袋、レスキューシート、予備の衣服、新聞紙など、暖がとれそうなものは何でも使う

❸ 救急車を要請

119番で救急車を要請するか、二人いる場合は、一人が救けを呼びに行きます。

✚ 室内での低体温症の応急手当

❶ 体を温める

部屋を暖めて、毛布や帽子で傷病者の全身をおおい、ゆっくりと体を温めます。電気毛布などは体表を温めますが、血液は冷たいままの状態なので、心臓に戻ってショックを引き起こすことがあるため、使用してはいけません。

❷ 救急車を要請

119番で救急車を要請します。

凍傷

凍傷は手足の指や耳などの末端に起こりやすい。早急に温めて、悪化を防ぐようにする。

➕ 凍傷になる状況

　凍傷は、手足の指、耳や鼻などが、低温のために凍（こお）りついた状態です。冬山の登山や低温物質との接触などで起こります。

　凍傷になると、皮膚は冷たくなり、しびれや痛みを感じますが、重症になると感覚がなくなります。皮膚の色は、最初は白くなりますが、重症になると壊（え）死して黒色に変色します。そうなると、手術して患部を切断することもあるため、早急な応急手当が大切です。

　また、多くの場合、凍傷は低体温症を伴っています。凍傷の手当てとともに、低体温症への対応も必要です（110ページ参照）。

➕ 凍傷の応急手当

❶ 暖かい場所へ移動する

まず、暖かい場所へ移動します。低体温症を伴っている可能性があるため、必ず最初に行います。

❷ 患部を温める

手指の場合は、患部を自分のわきの下にはさんで温めるよう指示します。あるいは、救助者の太ももなど、温かい皮膚で温めます。

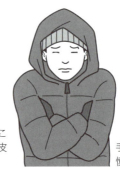

寒いからと、患部をこすってはいけない。皮膚が損傷してしまう

手袋や指輪などは慎重にはずす

❸ 湯につける

患部を40℃くらいのお湯につけて温めます。

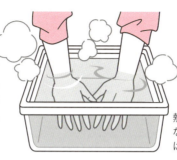

皮膚がやわらかくなり、赤みをおびてくるまで温める。中断してしまうと、再び寒い状況下におかれたときに再凍結する危険がある

熱いお湯やストーブなどで急激に温めてはいけない

❹ 乾燥・保護する

水分をとり、乾燥したタオルやガーゼで軽くおおって保護します。

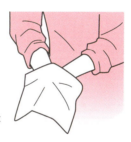

患部を圧迫させないよう注意する

❺ 救急車を要請

119番で救急車を要請するか、医療機関へ搬送します。

> **予防ポイント 糖尿病や心臓病の人はリスク増**
>
> 冷蔵・冷凍倉庫などで作業する人は、防寒服などを着用していますが、汗をかいた場合は、下着や靴下をこまめに着替えることが大切です。また、糖尿病や心臓病などの持病がある人は凍傷になるリスクが高くなります。喫煙者も凍傷のリスクが高いといわれているので、注意が必要です。

蚊・ダニに刺された

蚊に刺されたときは冷やして掻かないようにする。マダニは取り除かず、そのまま医療機関で処置してもらう。

➕ 蚊に刺されたときの症状

蚊に刺されると皮膚が赤くなったり、かゆみが出ます。これらの症状は、刺された直後にあらわれる場合（即時型反応）と、数時間から1〜2日たってあらわれる場合（遅延型反応）があります。

➕ 蚊に刺されたときの応急手当

❶ 患部を洗い流して冷やす

刺された患部を流水で洗い流し、ぬれたタオルなどで患部を冷やします。

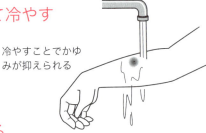

冷やすことでかゆみが抑えられる

❷ かゆみ止めを塗る

市販のかゆみ止め外用薬を塗ります。かゆみが強いときや、とびひになってしまったら皮膚科を受診しましょう。

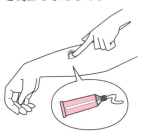

とびひに注意

刺された患部を掻きむしると、傷に細菌が入り、とびひ（伝染性化膿疹）になることがあります。とびひは、火事のようにあっという間に周囲に移るので注意が必要です。患部に絆創膏を貼って掻かないよう、予防します。

➕ ダニに刺されたときの症状

ダニは、家の布団やじゅうたん、マットレスなどに潜り込んで吸血するため、刺されても気づきません。わき腹やおなか、ふとももなどのやわらかい部分を刺します。遅延型反応のため、刺されて1日ほどたってから発疹や強いかゆみがあらわれ、数日間続きます。

➕ ダニに刺されたときの応急手当

蚊に刺されたときと同じ手順で手当てします。

➕ マダニに刺されたときの応急手当

マダニは、室内で刺されるツメダニ（0.3mm）などよりも大きく（3〜8mm）、肉眼で見ることができます。刺されるとライム病、重症熱性血小板減少症候群などの感染症にかかり、重症の場合は死に至ることもあります。必ず医療機関を受診しましょう。

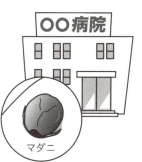

マダニに食いつかれてしまったら、すぐ医療機関で除去してもらう。自分でマダニを取り除こうとすると、虫体の一部が残ることがあり、炎症の原因となる

刺されて1〜2日たってから、激しいかゆみ、灼熱感、腫れ、痛みなどがあらわれる

予防ポイント マダニを近づけない

マダニは、山林や草むら、畑などに生息し、近づいてきた人や動物に移動して吸血します。そのような場所を避けることが賢明ですが、レジャーや作業で行く場合は、長袖・長ズボンを着用し、帽子や手袋、首にタオルを巻くなどして、肌の露出を少なくすることが大切です。

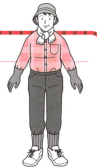

ハチに刺された

ハチに刺されたときの症状は、局所症状から重い全身症状までさまざま。適切な対応が求められる。

ハチに刺されたときの症状

農作業や庭木の手入れ、遠足などでハチに刺されたりすると、患部が腫れて激しい痛みが生じます。これらの局所症状は、1週間ほどで改善します。ただし、刺された直後から1時間以内に、じんましんやめまい、嘔吐（おうと）、呼吸困難などの全身症状があらわれた場合は、医療機関での治療が必要です。

ハチに刺されたときの応急手当

❶ その場から離れる

まず、ハチを興奮させないよう、静かにその場から退避します。

❷ ハチの針を取り除く

ハチの針が残っている場合は、ピンセットで針を引き抜きます。指でつまんで除去するのは、上手に抜けないので避けます。

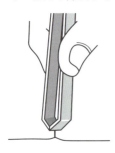

ピンセットでゆっくりと針を引き抜く

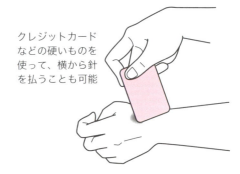

クレジットカードなどの硬いものを使って、横から針を払うことも可能

❸ 傷口を圧迫しながら、患部を洗い流す

患部の周囲を圧迫し、毒液を絞り出しながら、患部を流水で洗い流します。

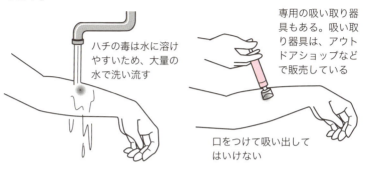

ハチの毒は水に溶けやすいため、大量の水で洗い流す

専用の吸い取り器具もある。吸い取り器具は、アウトドアショップなどで販売している

口をつけて吸い出してはいけない

❹ かゆみ止めを塗る

市販のかゆみ止め外用薬があれば、塗ってかゆみを抑えます。

❺ 患部を冷やす

氷や保冷剤などで患部を冷やします。

❻ 医療機関を受診

数日たっても強いかゆみや腫れが続く場合や、全身症状がある場合は、ただちに医療機関で治療を受けてください。

アナフィラキシーショックに注意

ハチの毒にアレルギーのある人は、意識障害や呼吸困難、血圧低下などのアナフィラキシーショックが起こることがあり、命の危険があります。ただちに救急車を要請します。

救護アドバイス　ハチに刺されたらアンモニアは間違い

ハチに刺されたら、尿（アンモニア）をかけるという応急処置を耳にしますが、アンモニアでは毒は中和されないため、まったく効果はありません。それどころか、尿をかけることで、傷口に雑菌が入り、炎症を起こす危険があります。

海の生物に刺された

毒や針を持った海の生物には要注意。まれにアナフィラキシーショックで死亡する場合もある。

✚ 海の生物に刺される状況

　海に生息するクラゲやカツオノエボシ、イソギンチャク、ヒョウモンダコなどには毒があり、刺されると痛みや腫れを起こします。
　また、ウニなどは鋭い針を持っています。ウニを踏んで針が刺さることもあります。

✚ クラゲに刺されたときの応急手当

❶ 安静にする
傷病者を寝かせて、安静にします。

❷ 触手を取り除く
クラゲの触手が患部に刺さったままになっていることがあります。その場合は、手袋を着用して、ゆっくりと取り除きます。

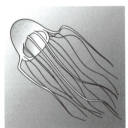

触手の表面にある刺胞に毒を出す針がある。決して素手で触手を除去しない

❸ 患部を洗い流す
十分な量の海水で、患部を洗い流します。

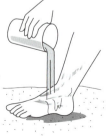

真水で洗わないこと。クラゲは海に生息しているので、真水で洗うと刺激され、残った刺胞から毒針を出すこともある

❹ 患部を温めるか、冷やす

[温める場合]

クラゲの毒はタンパク質のため、患部を40℃くらいのお湯で温めると、痛みを軽減できます。

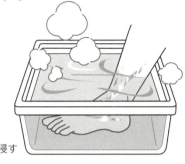

患部を10分間ほど浸す

[冷やす場合]

患部を冷やすことで、痛みを軽減できます。とくに患部が腫れているときに効果があります。

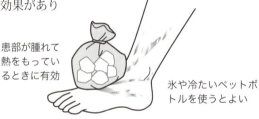

患部が腫れて熱をもっているときに有効

氷や冷たいペットボトルを使うとよい

❺ 医療機関を受診

数日たっても痛みや腫れが続く場合や、めまいなど全身症状がある場合は、ただちに医療機関で治療を受けます。症状が広がり、重症の場合は、119番で救急車を要請します。

予防ポイント 海を安全に楽しむために

海に生息する危険な生物に刺されないために、水中や砂浜を素足で歩くことは避けましょう。また、クラゲ用の防護ネットが張られている場合は、必ずネットの内側で泳ぐようにします。

COLUMN

毒を持つ危険な生物

● 海に生息する危険な生物

　海の生物で気をつけたいのはクラゲです。なかでもカツオノエボシは、透き通った青色の体が特徴で、触手部分に毒があり、刺されると激しい痛みが走ります。死んでも毒が残っていることがあるので、打ち上げられたクラゲも触ってはいけません。

　イソギンチャクやサンゴも毒を持っており、踏んだり触れたりしたときに、刺されることがあります。オニヒトデも毒のある大きなトゲを持っています。また、オニカサゴなども毒のトゲがあり、釣り上げたあとの扱いに注意が必要です。

● 山や林に生息する危険な生物

　スズメバチは、野山の木の枝や民家の軒下などに巣を作り、うっかり巣に近づくと突然襲い掛かってくることがあります。「黒色」に対して攻撃的になり、「甘い香り」に寄ってくる習性があります。山などに行くときは、黒い服装を避け、香水や整髪料などはつけないほうがよいでしょう。

● 身近な外来生物にも注意

　近年、日本各地で確認されているセアカゴケグモにも注意が必要です。本来、熱帯や亜熱帯地方に生息するクモで、メスは毒を持っています。

・メス：体長は約1cm。黒色の体で、背中側に赤色の縦型の模様、おなか側に赤い砂時計状の模様がある
・オス：体長は約0.5cm。茶褐色の体で、背中の模様はない
　日当たりがよい場所や、暖かい場所の物陰や隙間（ブロックの隙間、自動販売機の下、排水溝のふたの裏など）に生息しています。見つけても、絶対に素手で触らないようにします。

7章
高齢者の ケガ・事故

加齢により身体機能が低下してくると、転倒・転落などの事故が起こりやすくなります。早急な応急手当とともに、高齢者の生活環境を見直すことも大切です。

高齢者の転倒

高齢者の転倒は、骨折や頭部の打撲などの危険が高く、寝たきりにつながるリスクがある。

✚ 高齢者の転倒が起こる状況

加齢とともに転倒しやすくなり、高齢者の大腿骨骨折の多くは転倒が原因です。転倒の原因は、筋力やバランス力、視力・視野などの低下のほか、薬による副作用、認知機能の低下などがあります。

✚ 高齢者の転倒の応急手当

❶ 反応を確認する

声をかけて反応を確認します。意識がなければ、ただちに119番で救急車を要請します。

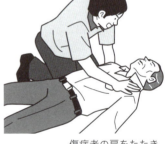

傷病者の肩をたたき、声をかける

❷ 安静にする

意識があっても、その場で動かさないようにします。

回復体位にして安静にする（23ページ参照）。骨折が疑われる場合は、無理に動かさない

転倒で動揺しているので、「大丈夫ですよ」と声をかけて落ち着かせる

痛みがなくても、あとで症状があらわれることがある

❸ 頭部の打撲、手足の骨折の疑いがあるときは

高齢者は、とっさに手が出ず、頭部や顔を打ちつけることがあります。応急手当（54ページ参照）を行い、119番で救急車を要請します。骨折が疑われる場合も、応急手当（42、44ページ参照）を行い、119番で救急車を要請します。

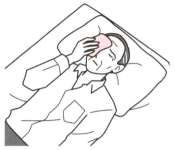

頭部の打撲から1～3か月後に、硬膜下血腫の症状があらわれることがある。打撲直後に症状がなくても、医療機関を受診する

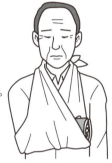

高齢者の骨折は、QOL（生活の質）の低下につながる。無理に動かさず、救急車を要請するなどして、ただちに適切な医療機関で治療を受ける必要がある

予防ポイント 転倒予防と転倒対策

高齢になると、平坦なところでもつまずき、転倒しやすくなります。そこで、足のつま先が無理なく上がるような転倒予防靴下を着用するのもおすすめです。室内では、スリッパは滑りやすく脱げやすいため、ルームシューズのほうが安全です。

転倒したときの対策として、お尻の両側に転倒の衝撃を吸収するパッド（ヒッププロテクト）を入れるだけでも、体へのダメージを軽減できます。

いずれも介護用品を扱う店などで購入できます。

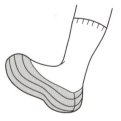

高齢者の飲み込み事故

高齢になると、口腔機能が低下し、食べ物や入れ歯などがのどにつまりやすくなる。

➕ 高齢者の飲み込み事故とは

　年をとると、かむ力が衰え、唾液が少なくなり、飲み込む力が弱くなります。そのため、食べ物を気道につまらせることがあります。とくに正月になると、お餅による窒息事故が発生しています。そのほかにも、入れ歯や薬の包装容器を誤嚥する事故もあります。

➕ 飲み込み事故の応急手当

❶ 窒息状態に気づく

窒息した状態では、意識があっても声に出して訴えることができません。まわりの人間が窒息していることに気づくことが大切です。

❷ 反応を確認する

声をかけて反応を確認します。意識がなければ、ただちに胸骨圧迫を行い（14ページ参照）、119番で救急車を要請します。

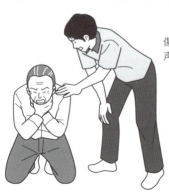

傷病者の肩をたたき、声をかける

声を出すことができれば、気道は開いていると判断できる。自発的に咳込んでみたり、呼吸を続けるよう促す

❸ 異物を取り除く

［異物を吐き出させる］

意識がある場合は、下記のように異物を吐き出させます（腹部突き上げ法）。

［異物を指で取り出す］

異物が口の中にたまっていて外から見える場合は、ハンカチなどを巻いた指で取り出します。

● 腹部突き上げ法

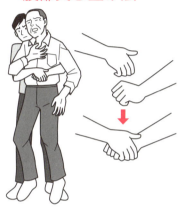

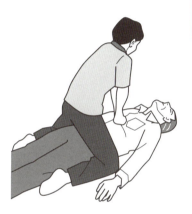

＜立位・座位の場合＞
傷病者の背後にまわり、腹部へ両手をまわす。片方の手でへその位置を確認し、もう一方の手で握りこぶしをつくる。こぶしを傷病者のへそとみぞおちの間に当てて、腹部を突き上げる

＜仰向けの場合＞
傷病者にまたがり、こぶしを傷病者のへそとみぞおちの間に当てて、両手で腹部を圧迫する

※これらの方法は、内臓を損傷する可能性もあるため、あとで医療機関での診察が必要

予防ポイント　お餅による窒息事故を防ぐ

　お餅は、必ず小さく切ります。少しずつ口に入れ、よくかんで飲み込むようにします。また、食べる前に汁物やお茶を飲んで、のどを潤しておきます。高齢者がお餅を食べるときは、家族や介護者がそばにいるようにすると安心です。

高齢者の入浴事故

入浴事故が発生したら、ただちに救急車を要請する。とくに冬場に起こりやすいので要注意。

➕ 高齢者の入浴事故が起こる状況

　高齢者の入浴中の事故は、ほとんどの場合、冬の寒い時期の自宅浴室で起こっています。心肺停止、脳血管障害、溺水（できすい）などがおもな原因です。

➕ 入浴事故の応急手当

❶ 風呂の栓を抜く

浴槽で意識を失っているのを発見したら、まず湯船から顔を上げて、風呂の栓を抜きます。

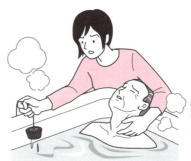

溺水を防ぐため、湯船から顔を上げることが先決

風呂のフタや風呂のふちに顔をのせるとよい

❷ 救急車を要請する

ほかに人がいる場合は、大声で人を集め、救急車を要請します。

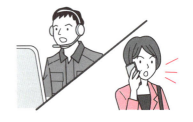

126

❸ 浴槽から引き上げる

浴槽から傷病者を引き上げます。傷病者の背後にまわり、両わきに腕をまわして浴槽から引き上げるようにします。まわりに人がいる場合は、協力してもらいます。

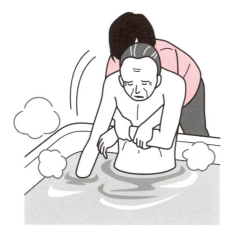

ぬれた人を一人で引き上げるのは困難な場合が多い。引き上げられない場合は、湯船から顔を上げた状態を維持する

❹ 体を温め、救急車を待つ

浴槽から引き上げたら、回復体位をとり（23ページ参照）、救急車が到着するまで、毛布やバスタオルなどで体を保温します。必ずそばに付き添い、傷病者の様子を観察することが大切です。
また、意識がなく、呼吸もないときは、仰向けに寝かせて気道を確保し、胸骨圧迫を行います（14ページ参照）。

予防ポイント　入浴中の脳梗塞、心筋梗塞を防ぐ

脱衣場を温めて、お湯との温度差を少なくし、血圧が急上昇するリスクを減らします。長時間の熱いお湯での入浴は、脳梗塞や心筋梗塞の引き金になるため避けます。また、浴室に転倒防止の手すりやマットを設置するとよいでしょう。入浴中に、家族や介護者が声をかけることも大切です。

COLUMN
低血糖の対処法

● 低血糖とは

糖尿病の人は、高血糖になりやすいため、インスリンや血糖を下げる薬を使用していることがあります。しかし、血糖が下がりすぎて低血糖の状態におちいることがあります。低血糖は、重症になると昏睡(こんすい)状態になることもあるため、低血糖症状を起こした人に遭遇したら、糖分の摂取を手助けしてください。

低血糖の症状

軽度	強い空腹感、眠気(生あくび)など
中度	ふらつき、冷や汗、目のかすみ、ふるえ、頭痛など
重度	意識障害、けいれん、昏睡など

● 糖分をすぐに補給する

糖尿病の人は、低血糖になったときのために、ブドウ糖や砂糖(ショ糖)を携帯していることがあります。傷病者の了承を得て、持ち物の中から探してあげます。

ブドウ糖を携帯していない場合は、角砂糖、オレンジジュースなどの糖分の入った飲料を与えます。チョコレートは、脂肪分が多く、体内に吸収するまでに時間がかかるので適していません。糖分を投与したあとは、しばらく安静にして様子を観察します。

意識障害がある場合は、口から糖分を摂取できなくなります。点滴によるブドウ糖投与が必要なため、ただちに医療機関に搬送します。

糖尿病の人は、外出時などには、つねにブドウ糖を携帯しておくことが大切です。家族など身近な人に、低血糖の対処法を覚えてもらっておくと安心です。

8章
乳幼児の病気・ケガ

赤ちゃんや子どもは、行動範囲が広がることで、思わぬケガや事故を起こすことがあります。応急手当の方法をしっかりと頭に入れておくと安心です。

乳幼児の発熱

38℃以上の熱が出て、ぐったりしていたり、機嫌が悪ければ、すぐに適切な医療機関に連れて行くこと。

➕ 乳幼児の発熱の状況

乳幼児では、38℃以上の高熱になることは珍しいことではありません。熱が高くても元気がある場合は、あわてて医療機関に行く必要はないでしょう。しばらく全身状態を観察します。ただし、ふだんと違う状態の場合は、医療機関に連れて行く必要があります。

➕ ふだんと違う発熱の応急手当

❶ 全身状態を確認する

発熱以外にも、全身の症状、食欲の有無、機嫌のよしあしなどを確認します。

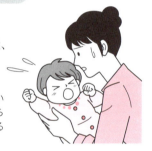

けいれんしている、ぐったりしている、嘔吐・下痢、水分をとりたがらない、機嫌が悪いなどの症状があるときは、医療機関に連れて行く

❷ 医療機関に連れて行く

医療機関の受診を迷うときは、＃7119番の救急相談センターや＃8000番の小児救急電話相談に相談してみましょう。医療機関では、医師に子どもの様子をできるだけ詳しく説明します。

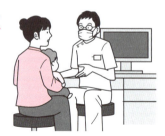

生後3か月以内の発熱は、重大な病気が隠れていることがあるため、躊躇せず医療機関に連れて行く

🚑 発熱の応急手当

❶ 熱の上昇時は体を温める

熱が上がっているときは、手足が冷たくなり、体がふるえて、寒がります。その間は、体を温かくします。

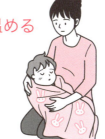

毛布で体をくるんだり、室内の温度を調節して、体を温める

❷ 体を冷やす

体が熱いときは、氷枕やぬらしたタオルなどで、頭や額、首、わきの下などを冷やします。

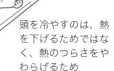

頭を冷やすのは、熱を下げるためではなく、熱のつらさをやわらげるため

❸ 着替え・水分補給

熱が出ると汗が多く出るので、下着やパジャマをこまめに着替えさせます。脱水も起こりやすくなるため、水分をこまめに与えます。

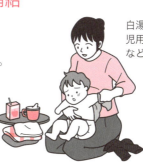

白湯、麦茶、乳児用イオン飲料などを飲ませる

衣服は綿やガーゼなど、汗をよく吸う素材がのぞましい

予防ポイント 平熱を確認しておく

　乳幼児の正常体温は、乳児は36.3〜37.4℃、幼児は36.5〜37.4℃、学童は36.5〜37.3℃くらいです。体温は1日中同じではなく、朝は低めで、夕方は高めです。ふだんの平熱を知っておくことが大切です。平熱より1℃高い場合に、熱があると考えられます。

乳幼児の気道異物事故

乳児の気道異物の除去方法は、幼児や成人と異なるので注意する。あわてずに対処することが大切。

✚ 乳幼児の気道異物事故が起こる状況

　乳幼児は、手にしたものは何でも口に運びます。こんにゃくゼリー、アメ、ピーナツなどの食品のほか、小さなおもちゃやボタン、文具など、家にあるさまざまなものをのどに詰まらせて、窒息を起こす危険があります。

✚ 乳幼児の気道異物事故の応急手当

❶ 窒息状態に気づく

突然苦しむ、声が出ない、呼吸困難、顔色が青くなるなどの症状を見つけたら、窒息を疑います。

❷ ［反応がない場合］胸骨圧迫・救急車を要請

意識がない場合は、胸骨圧迫を行い、同時に119番で救急車を要請します。

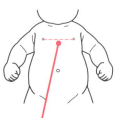

乳児への胸骨圧迫の位置。乳頭と乳頭を結ぶ線より少し足側

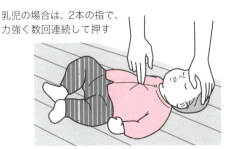

乳児の場合は、2本の指で、力強く数回連続して押す

幼児への胸骨圧迫は、成人と同じ位置（14ページ参照）を、胸の厚さの約1/3沈み込むように押す

❸ [反応がある場合] 異物を吐き出させる

意識がある場合は、異物を吐き出させます。乳児と幼児の気道異物の除去方法は異なるので注意します。

乳児の場合は、下記の背部叩打法と胸部突き上げ法を交互に行い、異物が除去できるまで続けます。途中で反応がなくなった場合は、まだ通報していなければ119番に通報し、次に心停止に対する心肺蘇生の手順を開始します（前ページ参照）。

幼児の場合は、これらの方法に加え、腹部突き上げ法（125ページ参照）などで異物を吐き出させます。

● 背部叩打法

乳児をうつぶせにし、片方の腕にのせる。手のひらであごを支え、頭を下げる。背中を数回連続してたたく

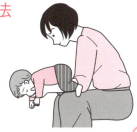
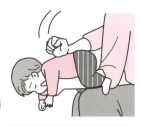

● 胸部突き上げ法

乳児を仰向けにして、片方の腕にのせる。後頭部と首を支えて、頭を下げる

指2本で両乳頭を結ぶ線の少し足側（前ページ参照）を強く数回連続して圧迫する。胸骨圧迫と同じ要領で行う

乳児への腹部突き上げ法はNG
腹部の内臓を傷つける危険があるため、腹部突き上げ法は行ってはいけません。

予防ポイント 危険物は近くに置かない

乳幼児が興味を持ちそうなものは、日ごろから手の届かないところに保管しておきます。乳幼児は、食べ物を丸飲みしたり、びっくりして飲み込むことが多いので、食べ物は適当な大きさにカットして与え、食事中に乳幼児を驚かせないようにします。

乳幼児の誤飲

誤飲したものによって応急手当が異なる。タバコや薬剤などは命にかかわることもある。ただちに救急車を要請する。

➕ 乳幼児の誤飲とは

乳幼児は何でも口に運びますが、誤飲事故でもっとも多いのはタバコです。口に入れたものによって、応急手当は異なります。

➕ 乳幼児の誤飲の応急手当

❶ 飲み込んだものを確認する

何をどのくらい飲み込んだのか、落ち着いて観察します。薬剤の誤飲では、減った量をきちんと把握します。

❷ 吐かせてから医療機関に連れて行く

乳幼児をうつぶせにして、頭を低くします。口を開かせ、口の中に指を入れて、舌の付け根を指で押して吐かせます。

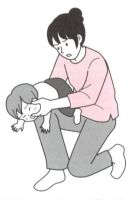

医療機関には、吐いた異物を持って行く

タバコの誤飲

タバコを飲み込むと、30分～4時間たって冷や汗やよだれ、嘔吐、顔面蒼白などの中毒症状があらわれます。しばらくの間、気をつけて観察してください。タバコがつかった水や大量の吸い殻を誤飲したときは、ただちに医療機関に連れて行きます。消化器管での吸収を避けるため、水などを飲ませてはいけません。

🏥 吐かせないまま医療機関に連れて行く場合

けいれんや意識障害、嘔吐、顔色が悪いなどの症状がある場合は、早急な医療機関での処置が必要です。また、飲み込んだものが下記の場合は、吐かせないまま、医療機関に連れて行きます。

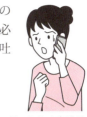

けいれんや意識障害がある場合は、119番で救急車を要請する

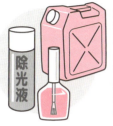

灯油やマニキュア除光液、シンナーなどを吐かせようとすると、それらの揮発性のガスが肺に入るため、無理に吐かせてはいけない

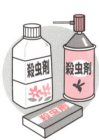

殺虫剤、除草剤、業務用漂白剤、トイレ用洗剤、ネズミ駆除薬などは、緊急性を要するため、救急車を要請する

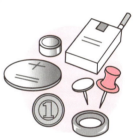

アクセサリー(ピアスや指輪など)、硬貨、鋭利なもの(ガラスの破片、画びょうなど)、ボタン電池なども、吐かせないまま医療機関へ

予防ポイント 誤飲に関する相談先

手当ての判断ができない場合は、下記の日本中毒情報センターに相談して指示を受けるとよいでしょう。
- 大阪中毒110番(年中無休、24時間対応)
  072-727-2499
- つくば中毒110番(年中無休、9時〜21時対応)
  029-852-9999
- タバコ専用相談電話(年中無休、24時間対応)
  072-726-9922

COLUMN
子ども医療電話相談「#8000」

● 子どもの病気やケガを相談

夜間や休日に、子どもが病気になったりケガをしたとき、すぐに医療機関に行ったほうがよいのか、あるいは明日まで待ったほうがよいか、また、家でどのような応急手当をすればよいのかなど、判断に迷うことは少なくありません。

そのような場合に、小児科医や看護師に「#8000」で電話相談できます。

● 子ども医療電話相談「#8000」の流れ

相談できるおもな症状
熱を出した、頭をぶつけた、嘔吐が続く、咳が止まらない、発疹が出た、けいれんを起こした　など

❶「#8000」をダイヤルする
❷相談員に子どもの状況を説明する
❸状況に応じた案内、助言を受ける
　・すぐに医療機関を受診するよう助言
　・翌日に医療機関を受診するよう助言
　・応急手当の方法を助言　など

● 全国で夜間に利用可能

子ども医療電話相談「#8000」は、全国都道府県で平日と休日（土曜日も含む）の夜間に開設されています。ただし、時間帯は自治体によって異なるため、事前に確認しておくとよいでしょう。

なお、意識がない、大量出血しているなど、緊急性が高い状況の場合は、ただちに119番で救急車を要請してください。

9章
災害の応急手当と対策

地震や台風などの災害でケガをしてしまったときは、応急手当をして、救助を待つケースも出てきます。また、被害を最小限に抑えるために、日ごろの備えも必要です。

地震に遭遇したら

大きな地震が起こったら、自身の安全を確保し、地域の人と協力しながら救助にあたる。

✚ 自分の身を安全に守る

突然地震が起こったら、まず、自身の安全を確保する行動をとります。

室内で地震にあったら

- 丈夫な机やテーブルの下にもぐり、頭をクッションなどで保護しながら、揺れがおさまるのを待つ
- タンスや大型テレビなど、転倒しやすい家具から離れる
- 揺れがおさまってから、台所の火を止める
- 玄関や窓を開けて、出入り口の確保をする
- あわてて屋外に飛び出さない

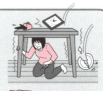

屋外で地震にあったら

- 家のブロック塀や看板などが崩れる危険があるため、その場から離れる
- 運転中の場合は、道路の左側に停止してエンジンを切り、揺れがおさまるまで外に出ない
- 電車やバスに乗車中の場合は、あわてず、乗務員の指示に従う
- 海岸では、津波から避難するため、高台にのぼる。高台がなければ、3階建て以上の建物などにのぼる

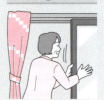
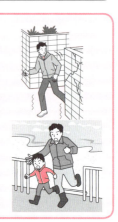

✚ 周囲と協力して救助にあたる

地震の揺れがおさまって、安全が確認されたら、地域の人と協力して安否を確認します。とくに一人暮らしの高齢者には声をかけるようにします。

［ケガ人を見つけたら］

周囲の人と協力して安全な場所に移動し、応急手当を行います。重症の場合は、119番で救急車を要請します。

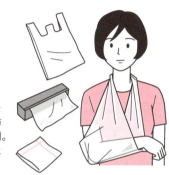

まわりにあるもので応急手当を行う。ビニール袋は感染症予防や三角巾の代用になるので便利。サランラップは、止血に使ったり、骨折の固定などに役立つ

［下敷きになっている人を見つけたら］

ただちに救急隊員やレスキュー隊員に知らせて救助を待つのが賢明ですが、場合によっては、周囲の人と協力して救出することも必要です。

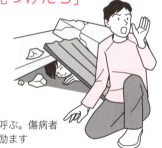

大声で救助を呼ぶ。傷病者に声をかけて励ます

> **救護アドバイス　挫滅症候群（クラッシュシンドローム）**
>
> 長時間にわたり体が圧迫されると、筋肉の組織が破壊されます。圧迫から解放されると、破壊した筋肉から発生したカリウムなどの有毒な物質が、血液を介して全身に回り、腎機能の低下や心停止を引き起こす危険があります。下敷きから救出した人が軽症であっても、クラッシュシンドロームの危険を考え、医療機関へ搬送します。

災害の応急手当と対策　地震に遭遇したら

火災に遭遇したら

小さな出火は消火できるが、火が燃え広がったら、ただちに避難する判断が必要。

✚ 初期消火を行う

❶ 火災を知らせる

周囲に火災が起こったことを知らせ、119番通報します。

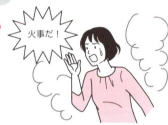

大声で火災を知らせる

❷ 消火する

火が横に広がっているうちは、消火が可能です。

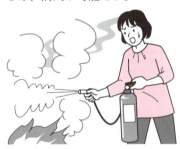

消化器や水で火を消す

❸ 避難する

火が天井にまで広がったら、消火を諦めて避難します。

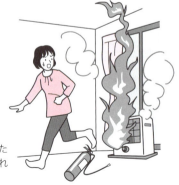

可能であれば、火が出た部屋を閉めて空気の流れを遮断し、避難する

✚ 煙から身を守る

　火災で恐ろしいのは煙です。煙には有毒ガスが含まれており、吸い込むと命の危険があるため、煙から身を守りながら避難します。

ぬらしたタオルやハンカチで口と鼻をおおう

姿勢を低くしたまま移動する

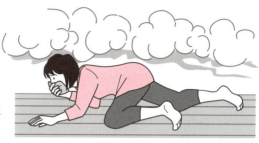

✚ 衣服に火がついたときの対処

　衣服に火がついても、冷静に右記の順に対処して火を消すことで、被害を抑えることができます。

①止まる
②倒れる
③転がる

走ると火の勢いが大きくなる。止まって、その場に倒れ、地面に火を押しつけるように転がって火を消す

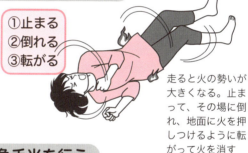

✚ やけどの応急手当を行う

　やけどをしたときは、十分な水で冷やします。重症度に応じた応急手当を行います（46、48ページ参照）。

予防ポイント コンロの火を放置しない

　住宅の火災でもっとも多いのがコンロ火災で、その多くが火をつけたまま放置したり、忘れたりすることによるものです。調理中はコンロから離れないことが大切です。また、コンロのまわりに燃えやすいものを置かないこと、安全装置付きのコンロを使うことなどで予防対策をとりましょう。

台風・豪雨に遭遇したら

近年、列島上陸も多い台風ですが、事前に備えて被害を未然に防ぐことは可能。ケガをしたら、応急手当を行う。

➕ 事前に備える

　気象庁の警報などの防災情報を利用して、台風の被害を未然に防いだり軽減することが可能です。テレビやラジオなどの情報に注意し、自分でできる災害の備えを行います。

台風に備えるべきこと
- 雨戸を閉め、窓にカギをかける
- 風で飛ばされそうな物を固定したり、室内に移動させる
- 側溝や排水口を掃除しておく
- 飛来物が飛び込み、窓が割れるなどしたときのために、カーテンやブラインドを下ろしておく
- 非常用品を準備する（146ページ参照）
- 避難場所を確認しておく

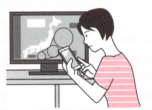
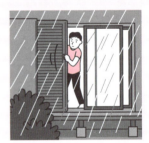

➕ 特別警報に注意する

　大型の強い台風では、大雨、暴風、高潮などの特別警報が発表されます。ただちに避難所に移動するなど、命を守る行動をとることが重要です。

✚ 台風によるケガの応急手当

　台風の強風や豪雨によって、転倒や骨折などのケガを負うことがあります。ケガをしたら、安全な場所に移動して、応急手当を行います。

● 転倒

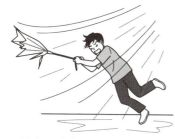

風や雨で転倒しやすい

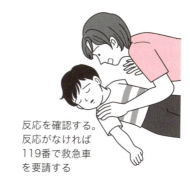

反応を確認する。反応がなければ119番で救急車を要請する

● 骨折

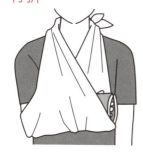

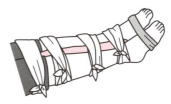

骨折した部位に適した応急処置を行う（42、44ページ参照）

予防ポイント　ハザードマップをチェック

　ハザードマップとは、自然災害による被害を予測し、被害範囲を地図にあらわしたものです。台風や豪雨に備えて、日ごろからハザードマップで危険な場所や避難場所をチェックしておきましょう。
・国土交通省ハザードマップポータルサイト
　https://disaportal.gsi.go.jp/

災害時の心のケア

災害にあうと、体調の変化だけでなく、心にも不調があらわれる。周囲に相談し、きちんとケアをすることが大切。

➕ 災害による心の不調

災害にあうと、慣れない避難生活やケガ、持病の治療の中断などで、体調をくずすことがあります。それと同時に、さまざまなストレスや不安から心の不調もあらわれます。きちんと対処し、長引く場合は専門の医療機関などを受診してください。

災害直後の心の不調

- 不安、不眠
- 気持ちが落ち着かない、気持ちが落ち込む
- 強いストレスによるパニック、過呼吸（過換気）
- 茫然自失（無気力、無頓着など）
- 体の不調（食欲不振、頭痛、倦怠感など）　など

心の不調が長引くと、うつ症状、PTSD（心的外傷後ストレス障害）、自殺企図などにつながることがある

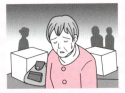
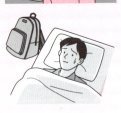

➕ 周囲ができること

被災者に寄り添い、ゆっくりと話を聞く。無理に語らせることはしない

避難所の場合は、巡回する医療スタッフに相談する

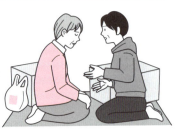

✚ 心の不調の改善策

❶ 規則正しい生活を送る

できるだけ同じ時間に起床・就寝し、三度の食事も同じ時間に食べるようにします。これだけでも、心身の不調の改善につながります。

❷ 適度な運動を行う

避難所でも体を動かすようにし、安全が確認できたら外で活動するようにします。

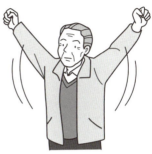

❸ 不安をやわらげる呼吸法

深呼吸には、不安などの気持ちをやわらげる効果があります。

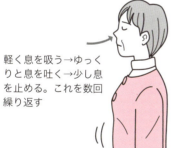

軽く息を吸う→ゆっくりと息を吐く→少し息を止める。これを数回繰り返す

不安が強くなると、たくさん息を吸ってしまい、さらに不安が強くなるという悪循環におちいる

> **救護アドバイス　救護者の心のケアも必要**
>
> 救援活動やボランティアなどにたずさわる人も、過酷な救出活動や、被災者の深い悲しみを受け止めようとするあまり、心の不調があらわれることがあります。しかし、自身のケアは後回しにしがちなのが現状です。周囲が気づいて受診をすすめることも大切です。

災害に備える① 準備すべきもの

地震や台風など、思わぬ災害に見舞われることがある。日ごろから災害対策をしておくことが重要。

✚ 家具の転倒を防ぐ

地震で倒れてきた家具の下敷きにならないよう、事前に家具の転倒防止策を講じておきます。

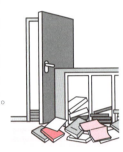

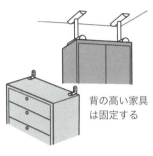

背の高い家具は固定する

家具が倒れたときに出口をふさがない置き方を考える

✚ 飲料水・日常生活品の備蓄

ライフラインが止まったときに備えて、保存の効く飲料水・食料・日常生活品を備蓄しておきます。

＜飲料水＞
3日分（1人1日3リットルが目安）

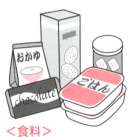

＜食料＞
3日分の食料
ごはん（アルファ米など）、ビスケット、板チョコ、乾パンなど

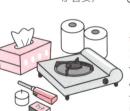

＜日常生活品＞
トイレットペーパー、ティッシュペーパー、マッチ、ろうそく、カセットコンロなど

大規模災害に備えて、1週間分の備蓄が望ましい

➕ 非常用バッグの準備

非常時用のバッグを準備しておき、いつでも持ち出せる場所に置いておきます。

日常的に使うもの

飲料水・食料品（カップめん、缶詰、ビスケットなど）
応急手当グッズ（絆創膏（ばんそうこう）、包帯、常備薬など）
衛生品（ビニール袋・ウェットティッシュ・洗面用具など）
衣類・下着・毛布・タオルなど

長期的に置いておくもの

ヘルメット・防災ずきん・マスク・軍手・懐中電灯・使い捨てカイロ・携帯ラジオ・電池・携帯電話の充電器など

貴重品

預金通帳・印鑑・現金・健康保険証など

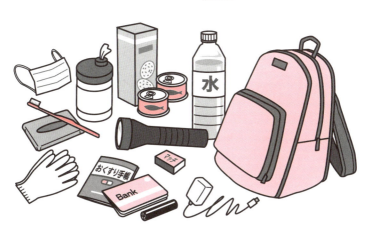

予防ポイント 最低3日間の備蓄を用意

大きな災害が起こったとき、生存者の生死を分けるリミットは72時間（3日間）といわれています。その間を生き延びるために、最低でも1人3日分の備蓄が必要です。

災害の応急手当と対策

災害に備える① 準備すべきもの

災害に備える② 医療関係

被災直後は、薬の入手や治療が難しいことが考えられる。自分の健康を守るためにも準備をしておく。

➕ 自分の身は自分で守る

災害に備えて医療機関では薬を備蓄していますが、自分自身で身を守るためにも、薬の情報を管理しておくことが必要です。

➕「おくすり手帳」を携帯する

「おくすり手帳」は、処方してもらった薬を記録しておく手帳です。避難するときは、「おくすり手帳」を必ず携帯するようにします。救護所などで薬を処方してもらうのがスムーズになります。

「おくすり手帳」は医療機関ごとに作らず、1冊にまとめると、処方内容や病気を把握できる

スマートフォン用の「おくすり手帳」アプリも多数登場しているので、上手に活用するとよい

ふだんから携帯しておくと、出先で災害にあったときも安心

災害で「おくすり手帳」を紛失する可能性もあるので、コピーして家族などに渡しておく

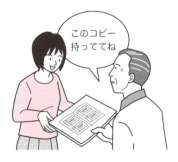

➕ 薬の情報を記録しておく

薬の情報を携帯電話やスマートフォンなどに保存しておきます。

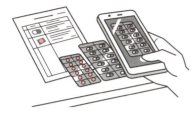

薬の写真、「おくすり手帳」の内容、薬局から発行される「薬剤情報提供書」などを撮影、保存する

➕ 薬の予備を携帯する

被災直後は、処方薬が入手できない可能性があります。ふだんから服用している薬を数日分常備しておきます。

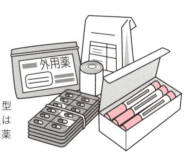

毎日のインスリン注射が必要な1型糖尿病患者では、インスリン不足は命にかかわる。数日～1週間の医薬品や消毒用品を備蓄しておく

➕ 緊急時の医療機関を調べておく

通院している医療機関が被災する可能性を考え、ほかに受診できる医療機関を調べておくことも大切です。あらかじめ主治医に相談して、教えてもらっておくとよいでしょう。

> **救護アドバイス　保険証を紛失したときは**
>
> ふだんから保険証や診察券を携帯しておくことが大切ですが、万が一、災害で被災して保険証や診察券を紛失した場合は、①氏名、②生年月日、③連絡先、④加入している医療保険者がわかる情報（健保では事業所名、国保または後期高齢者医療制度は住所や組合名）を伝えることで、保険診療扱いで診察を受けることができます。

災害に備える③　家族・コミュニティ

災害から命を守るために、家族などで事前の話し合いを。地域住民とのつながりも大きな支えになる。

➕ 災害について家族で話し合う

災害が発生したときに、どのようにして避難するかをその場で判断するのは難しいものです。災害は、突然起こるもの。だからこそ、日ごろから家族で安全対策を話し合っておくことが大切です。

● 避難場所、避難ルートの確認

実際に避難ルートを歩いて、ルート上に、災害時に危険になりそうな場所がないかを確認しておく

● 避難方法の確認

大人だけでなく、子どもにも室内、屋外での安全な避難方法を教えておく

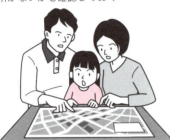
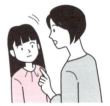

● 集合場所や連絡方法の確認

家族が離ればなれになったときのために、集合場所や連絡方法を決めておく。災害用伝言ダイヤル「171」、携帯電話の災害用伝言板の使い方を知っておく

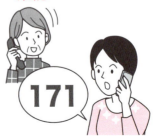

✚ 近所づきあいを大切に

ふだんから、住民同士のつながりが強い地域や、自主的に防災訓練などを行っている地域では、住民同士による安否確認や避難の手助けなどによって、被害を最小限に抑えることができます。日ごろからの近所づきあいが、災害時に大きな力となります。

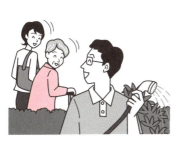
ふだんから声をかけあう仲に

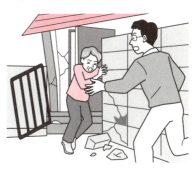
災害時に助けあえる

✚ コミュニティで助けあう

大震災などでは、住み慣れた家を離れて避難生活を余儀なくされる場合があります。集団生活を強いられる避難所では、大きなストレスを感じ、孤立してしまう人も少なくありません。地域住民と協力しあいながら、日常生活を取り戻していくことが大切です。

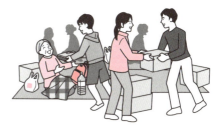

救護アドバイス 「災害時要援護者」とは

災害時の避難生活や復旧活動などで、助けを必要とする人のことで、高齢者や障害者、外国人などが当てはまります。地域で協力して、弱い立場にたった心配りを忘れないようにしましょう。

常備しておきたい救急用品

突然のケガなどに迅速に対応できるよう、家庭に救急用品を常備しておくとよい。

医療用品

ケガや骨折したときの応急手当に必要なものです。

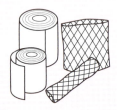

包帯
伸縮性包帯、ネット包帯など

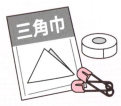

固定用テープ・三角巾
骨折の固定、包帯や湿布の固定に使用

脱脂綿・ガーゼ・綿棒
傷の手当てに必要。ガーゼは、滅菌ガーゼがあるとなおよい

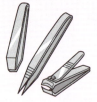

ピンセット・トゲ抜き・爪切り
目や耳、爪、トゲなどの手当てに用いる

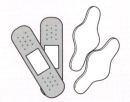

絆創膏
いくつかのサイズを用意しておくとよい

● 常備しておきたい救急用品

常備薬

薬には使用期限があるので、定期的に確認して入れ替えます。

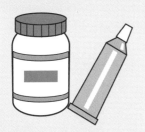

ぬり薬
かゆみ止め（虫刺され薬など）、
消毒薬、冷湿布など

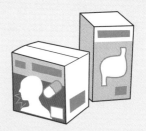

のみ薬
胃薬、下痢止め・整腸剤、かぜ薬、
解熱鎮痛薬など

その他の用品

常備しておくと、応急手当だけでなく防災にも役立つ。

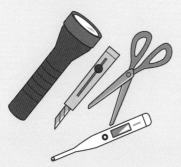

体温計、ハサミ、懐中電灯、
カッターナイフなど

救急箱にまとめておく

　せっかく用意した応急手当用品が、家のどこにあるのかすぐにわからなければ、いざというときに役に立ちません。応急手当用品は救急箱などにまとめて、家族全員がわかるところに置いておきます。

あると役立つ非常用品

救急用品以外にも、応急手当や災害時に役立つ日用品を用意しておくと安心。

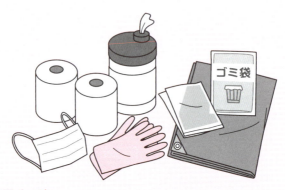

便利品など

トイレットペーパー、ウェットティッシュ、マスク、ゴム手袋、ビニール袋・ゴミ袋、大型シートなど

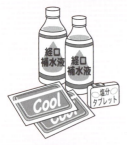

熱中症対策用

経口補水液、冷却シート、固形塩分など

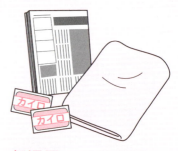

保温用

毛布、カイロ、新聞紙（防寒対策）など

災害時の緊急連絡先

　大規模な災害が起こったときは、多くの人が集中して電話をかけるため、つながりにくくなります。いざというときのために、家族や友人と連絡をとる手段を考えておくことが大切です。

　震度6以上の地震や台風、集中豪雨などが発生したときに、緊急時に使用できる連絡方法として、災害用伝言板サービスが開設されます。インターネットを利用していない人は、電話を使った災害用伝言ダイヤル（171）の利用方法を知っておくべきです。

　災害用伝言サービスは、毎月1日と15日、正月三が日、防災週間（8月30日〜9月5日）などに体験利用できます。

安否を確認できる災害用伝言サービス

	災害用伝言ダイヤル	災害用伝言板
特徴	電話（171）による伝言板	インターネットによるweb伝言板
利用できる環境	加入電話、ISDN、公衆電話、携帯電話、PHSなど	インターネットできるパソコン、携帯電話
手順	❶171にダイヤル ❷音声ガイダンスに従い登録（メッセージを残す）、あるいは再生（被災者のメッセージを聞く）を選ぶ ❸被災者の固定電話あるいは携帯電話などをダイヤルする ❹音声ガイダンスに従い、メッセージの登録あるいは再生を行う	❶https://www.web171.jp にアクセスする ❷被災者は電話番号を入力して登録する ❸伝言内容を入力する ❹伝言を確認したい人は、被災者の電話番号を入力。該当する伝言がある場合は、伝言が表示される
注意	●伝言保存期間は、該当する災害の伝言板の終了時まで ●伝言の録音・再生には、通話料がかかる	●伝言保存期間は登録から48時間まで ●災害用伝言板の利用料・パケット通信料は無料（他社へのアクセスは有料）

応急手当
● **用語さくいん**

英数字

119番･････････････････ 10
#7119 ････････････････ 84
#8000 ････････････････136
AED ･････････････････ 18
Basic Life Support ･･････ 8
BLS･･････････････････ 8
Cardiopulmonary
　Resuscitation ･･････8、17
Compression ･････････ 35
CPR ･････････････････8、17
Elevation ････････････ 35
Ice ･･････････････････ 35
Rest ････････････････ 35
RICE ･････････････35、36

あ行

足首の骨折･･････････ 45
頭のケガ････････････ 54
頭の打撲････････････ 55
アナフィラキシーショック
　････････････････････117

一次救命処置･････････ 8
ウイルス････････････ 94
海の生物に刺された･･････118
応急手当WEB講習 ･････ 24
嘔吐･･･････････････ 78
大人のけいれん･･･････ 80

か行

回復体位･･････････････ 23
顔のケガ････････････ 54
過換気････････････ 90
過呼吸････････････ 90
火災････････････････140
蚊に刺された･････････114
雷････････････････････104
間接圧迫止血法･･･････ 30
感染症････････････ 99
感電････････････････ 92
顔面の骨折･････････ 54
顔面の打撲･････････ 54
ぎっくり腰････････ 76
救急用品････････････152
急性アルコール中毒･････ 96
急性心筋梗塞････････ 72
急性虫垂炎･･････････ 75

救命講習………………… 24
仰臥位………………… 22
狂犬病………………… 99
胸骨圧迫………13、14、17
胸痛…………………… 72
胸部打撲……………… 60
胸部のケガ…………… 60
切り傷………………… 32
緊張型頭痛…………… 70
首のケガ……………… 56
クラゲ…………118、120
クラッシュシンドローム
………………………139
けいれん……………… 80
豪雨…………………142
高齢者の転倒…………122
高齢者の入浴事故………126
高齢者の飲み込み事故…124
呼吸の確認…………… 12
脊髄損傷……………… 59
骨折………………42、44
子ども医療電話相談……136
子どものやけど………… 49
こむらがえり…………… 65

さ行

災害時の緊急連絡先……155
災害時の心のケア………144
災害時要援護者…………151
災害の備え
………………146,148,150
細菌…………………… 94
刺し傷…………28、30、63
挫滅症候群………………139
止血帯法……………… 29
止血点………………… 30
地震……………………138
死戦期呼吸…………… 13
膝屈曲位……………… 22
自動体外式除細動器…… 18
出血…………26、28、30
食中毒………………… 94
ショック状態…………… 82
心肺蘇生…………8、17
水分補給………………103
頭痛…………………… 70
スポーツ外傷………… 52
スポーツ障害………… 52
すり傷………………… 32
背中のケガ…………… 58

157

前腕の骨折‥‥‥‥‥‥‥ 43

た行

大腿部骨折‥‥‥‥‥‥‥ 45
台風‥‥‥‥‥‥‥‥‥‥142
脱臼‥‥‥‥‥‥‥‥‥‥ 36
ダニに刺された‥‥‥‥‥114
タバコの誤飲‥‥‥‥‥‥134
打撲‥‥‥‥‥‥‥‥‥‥ 34
直接圧迫止血法‥‥‥‥‥ 28
突き指‥‥‥‥‥‥‥‥‥ 38
爪のケガ‥‥‥‥‥‥‥‥ 40
手足の切り傷‥‥‥‥‥‥ 64
手足のケガ‥‥‥‥‥‥‥ 64
手足の骨折‥‥‥‥‥‥‥ 64
手足のすり傷‥‥‥‥‥‥ 64
低温やけど‥‥‥‥‥‥‥ 47
低血糖‥‥‥‥‥‥‥‥‥128
低体温症‥‥‥‥‥‥‥‥110
電気ショック‥‥‥‥‥‥ 20
電極パッド‥‥‥‥‥‥‥ 19
電撃傷‥‥‥‥‥‥‥‥‥104
転倒‥‥‥‥‥‥‥‥‥‥ 86
転落‥‥‥‥‥‥‥‥‥‥ 86
凍傷‥‥‥‥‥‥‥‥‥‥112

動物に咬まれた‥‥‥‥‥ 98
とびひ‥‥‥‥‥‥‥‥‥114

な行

内臓の損傷‥‥‥‥‥‥‥ 60
肉離れ‥‥‥‥‥‥‥‥‥ 65
乳幼児の気道異物事故‥‥132
乳幼児の誤飲‥‥‥‥‥‥134
乳幼児の発熱‥‥‥‥‥‥130
猫ひっかき病‥‥‥‥‥‥ 99
熱性けいれん‥‥‥‥‥‥ 81
熱中症‥‥‥‥‥‥‥‥‥100
熱中症予防‥‥‥‥‥‥‥102
ねんざ‥‥‥‥‥‥‥‥‥ 36

は行

吐き気‥‥‥‥‥‥‥‥‥ 78
ハザードマップ‥‥‥‥‥143
破傷風‥‥‥‥‥‥‥‥‥ 99
ハチに刺された‥‥‥‥‥116
鼻血‥‥‥‥‥‥‥‥‥‥ 68
歯のケガ‥‥‥‥‥‥‥‥ 66
半座位‥‥‥‥‥‥‥‥‥ 22
非常用品‥‥‥‥‥‥‥‥154
日焼け‥‥‥‥‥‥‥‥‥106

腹痛……………………… 74	ライス（RICE）…… 35、36
腹部打撲………………… 62	肋骨骨折………………… 61
腹部のケガ……………… 62	
太ももの骨折…………… 45	
片頭痛…………………… 70	
包帯の巻き方…………… 50	

ま行

巻き爪…………………… 41
マダニ……………………115
水に溺れた………………108
耳への異物……………… 88
目への異物……………… 88

や行

薬品によるやけど……… 49
やけど……………… 46、48
やけど（軽症）………… 46
やけど（重症）………… 48
やけどの深さと症状…… 47
指の骨折………………… 43
腰痛……………………… 76

ら行

雷撃傷……………………104

159

きょうの健康

1967年に放送が始まった健康情報番組。第一線で活躍する医療の専門家が、病気の治療や予防、検査など、健やかに暮らすために知っておくべき最新の情報をていねいに解説しています。

Eテレ
月〜木曜日　午後8時30分〜8時45分
再放送（翌週月〜木曜日）
　　　　　午後1時35分〜1時50分

NHK健康チャンネル
https://nhk.jp/kenko

[監修者プロフィール]

横田裕行（よこた ひろゆき）

元日本医科大学付属病院高度救命救急センター長
日本医科大学名誉教授
日本体育大学大学院保健医療学研究科長、教授
学校法人日本体育大学 日体幼稚園園長

1980年日本医科大学卒業。日本救命学会前代表理事、日本神経救急学会理事長、日本脳死・脳蘇生学会代表理事をはじめ、厚生労働省医療技術参与、日本救急医療財団副理事長、上智大学生命倫理研究所客員所員などを務める。専門は、重症頭部外傷、脳血管障害の病態と治療、脳蘇生の臨床的研究。

制作協力	NHKエデュケーショナル 　阿久津哲雄、原良太朗、 　山地美樹
カバーデザイン	清水肇（prigraphics）
本文イラスト	佐藤加奈子
DTP	（有）ケイズプロダクション
執筆協力	（有）エディプロ　余田雅美
編集協力	（株）文研ユニオン　市原一幸
編集担当	飯田祐士

NHKきょうの健康
命を守る、救える！応急手当［イラスト図解］事典

監　修　横田裕行
編　者　「きょうの健康」番組制作班、主婦と生活社ライフ・プラス編集部
編集人　新井 晋
発行人　倉次辰男
発行所　株式会社主婦と生活社
　　　　〒104-8357　東京都中央区京橋3-5-7
　　　　TEL 03-3563-5058（編集部）
　　　　TEL 03-3563-5121（販売部）
　　　　TEL 03-3563-5125（生産部）
　　　　http://www.shufu.co.jp
印刷所　大日本印刷株式会社
製本所　小泉製本株式会社

ISBN 978-4-391-15326-2

落丁、乱丁がありましたら、お買い上げになった書店か小社生産部までお申し出ください。お取り替えいたします。
Ⓡ本書を無断で複写複製（電子化を含む）することは、著作権法上の例外を除き、禁じられています。本書をコピーされる場合は、事前に日本複製権センター（JRRC）の許諾を受けてください。また、本書を代行業者等の第三者に依頼してスキャンやデジタル化をすることは、たとえ個人や家庭内の利用であっても一切認められておりません。
JRRC（https://jrrc.or.jp　Eメール：jrrc_info@jrrc.or.jp　電話：03-3401-2382）
©NHK、主婦と生活社 2019 Printed in Japan　C　※本書の情報は、2019年8月時点のものです。